Este informe recoge la opinión colectiva de un grupo internacional de expertos y no representa necesariamente el criterio ni la política de la Organizachón Mundial de la Salud

La traducción y publicación en español de este Informe Técnico ha sido posible gracias a una subvención de Programa Especial de Investigaciones y Enseñanzas sobre Enfermedades Tropicales (TDR)

OMS, Serie de Informes Técnicos
905

CONTROL DE LA ENFERMEDAD DE CHAGAS

Segundo informe del
Comité de Expertos de la OMS

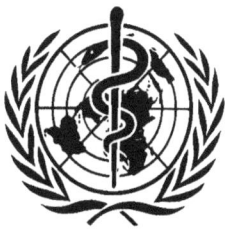

Organización Mundial de la Salud
Ginebra 2002

Catalogación por la Biblioteca de la OMS

Comité de Expertos de la OMS en Control de la Enfermedad de Chagas
  (2000: Brasilia, Brasil)
  Control de la enfermedad de Chagas : segundo informe del comité de expertos de la OMS.

  (OMS, Serie de informes técnicos ; 905)

  1.Enfermedad de Chagas — prevención y control 2.Enfermedad de Chagas —
  transmisión 3.Trypanosoma cruzi 4.Vectores de enfermedades 5.Pautas I.Título II.Serie

  ISBN 92 4 320905 1   (Clasificación NLM: WC 705)
  ISSN 0509-2507

© **Organización Mundial de la Salud 2003**

Se reservan todos los derechos. Las publicaciones de la Organización Mundial de la Salud pueden solicitarse a Comercialización y Difusión, Organización Mundial de la Salud, 20 Avenue Appia, 1211 Ginebra 27, Suiza (tel.: +41 22 791 2476; fax: +41 22 791 4857; correo electrónico: bookorders@who.int). Las solicitudes de autorización para reproducir o traducir las publicaciones de la OMS — ya sea para la venta o para la distribución sin fines comerciales — deben dirigirse a la Oficina de Publicaciones, a la dirección precitada (fax: +41 22 791 4806; correo electrónico: permissions@who.int).

Las denominaciones empleadas en esta publicación y la forma en que aparecen presentados los datos que contiene no implican, por parte de la Organización Mundial de la Salud, juicio alguno sobre la condición jurídica de países, territorios, ciudades o zonas, o de sus autoridades, ni respecto del trazado de sus fronteras o límites. Las líneas discontinuas en los mapas representan de manera aproximada fronteras respecto de las cuales puede que no haya pleno acuerdo.

La mención de determinadas sociedades mercantiles o de nombres comerciales de ciertos productos no implica que la Organización Mundial de la Salud los apruebe o recomiende con preferencia a otros análogos. Salvo error u omisión, las denominaciones de productos patentados llevan letra inicial mayúscula.

La Organización Mundial de la Salud no garantiza que la información contenida en la presente publicación sea completa y exacta. La Organización no podrá ser considerada responsable de ningún daño causado por la utilización de los datos.

Esta publicación contiene la opinión colectiva de un grupo internacional de expertos [o mencionar el nombre del grupo] y no representa necesariamente el criterio ni la política de la Organización Mundial de la Salud.

Typeset in Hong Kong
Printed in Singapore

Índice

1. Introducción   1

2. Información básica sobre la enfermedad de Chagas   2
   2.1 Formas clínicas   2
      2.1.1 Fase aguda   3
      2.1.2 Fase crónica   5
   2.2 Anatomía patológica   19
      2.2.1 Fase aguda   19
      2.2.2 Fase crónica: anatomía patológica cardiaca   19
      2.2.3 Fase crónica: forma digestiva   22
      2.2.4 Enfermedad de Chagas y SIDA   23
      2.2.5 Patogénesis de las lesiones crónicas   23
   2.3 Diagnóstico de laboratorio   26
      2.3.1 Diagnóstico parasitológico   26
      2.3.2 Inmunodiagnóstico   27
   2.4 Conducta clínica y tratamiento   31
      2.4.1 Tratamiento tripanosomicida   31
      2.4.2 Desarrollo de nuevos fármacos   32
      2.4.3 Fase aguda   34
      2.4.4 Fase crónica   35
      2.4.5 Evaluación de la curación   37

3. Parasitología   38
   3.1 Taxonomía   38
   3.2 Aislamiento y mantenimiento de las cepas de *T. cruzi*   38
   3.3 Características biológicas   38
   3.4 Características genéticas   40
   3.5 El genoma del parásito y el «Proyecto de genoma de *T. cruzi*»   43

4. Vectores   44
   4.1 Taxonomía   44
   4.2 Distribución geográfica   44
   4.3 Biología   46
   4.4 Ecología y comportamiento de los triatominos   50
      4.4.1 Especies estrictamente domiciliadas o encontradas excepcionalmente en ecotopos salvajes   50
      4.4.2 Especies encontradas en ecotopos domésticos y salvajes, con frecuentes colonias domiciliadas   51
      4.4.3 Especies principalmente salvajes, pero capturadas a veces en el medio doméstico   53

		4.4.4	Especies salvajes cuyos adultos raras veces se encuentran en viviendas	53
		4.4.5	Especies encontradas sólo en los ecotopos salvajes	53
	4.5	Los factores climáticos y la dispersión y adaptación de los triatominos		54
		4.5.1	Ecotopos silvestres y proceso de domiciliación	54
		4.5.2	Cambios relacionados con la domiciliación	55
	4.6.	Genética de poblaciones		56
	4.7.	Aplicación epidemiológica de los nuevos instrumentos		57
		4.7.1	Sistemática	57
		4.7.2	Estructura de la población	58
		4.7.3	Movimientos de población y reinfestación	59
		4.7.4	Movimientos de población históricos	60
5.	Reservorios naturales			60
	5.1	Reservorios domésticos y sinantrópicos		61
	5.2	Reservorios salvajes		62
	5.3	Importancia de las aves y otros vertebrados terrestres		63
6.	Epidemiología y tendencias de la incidencia			64
	6.1	Modos de transmisión y factores ecológicos		64
		6.1.1	Transmisión por vectores	64
		6.1.2	Transmisión por transfusiones de sangre	64
		6.1.3	Transmisión congénita	65
		6.1.4	Transmisión por trasplante de órganos	66
		6.1.5	Transmisión accidental	66
		6.1.6	Transmisión oral	66
		6.1.7	Factores ecológicos	66
		6.1.8	Cambios medioambientales antropogénicos	68
	6.2	Prevalencia y distribución geográfica de la enfermedad		68
	6.3	Tendencias y cambios epidemiológicos en el periodo 1983–2000		74
7.	Prevención y control			75
	7.1	Control químico		76
		7.1.1	Especies nativas e introducidas	77
		7.1.2	Insumos y equipo	79
		7.1.3	Organización de los programas	80
	7.2	Control físico		80
	7.3	Educación sanitaria y participación de la población		82
	7.4	Mejoramiento de las condiciones de vida		83
	7.5	Ejecución de programas en el marco de la atención primaria de salud		83

	7.6 Evaluación de la resistencia de los vectores a los insecticidas	84
	7.6.1 Bioensayos de laboratorio	84
	7.6.2 Efecto insecticida de las formulaciones	86
	7.6.3 Resistencia y tolerancia	86
8.	Iniciativas subregionales para interrumpir la transmisión	87
	8.1 Iniciativa del Cono Sur	87
	8.1.1 Análisis de la situación	87
	8.1.2 La decisión oficial	88
	8.1.3 Estrategias y métodos	88
	8.1.4 Mecanismos entre los países	91
	8.1.5 Recursos	91
	8.1.6 Resultados	91
	8.1.7 Repercusiones generales de la Iniciativa en la región	92
	8.1.8 Estudios de rentabilidad en Brasil	93
	8.2 Iniciativa Andina	94
	8.2.1 Acuerdo del Pacto Andino	94
	8.2.2 Análisis de la situación	94
	8.3 Iniciativa Centroamericana	95
	8.3.1 Acuerdo Centroamericano	95
	8.3.2 Análisis de la situación	95
9.	Desarrollo de los recursos humanos	96
10.	Prioridades en materia de investigación	97
	10.1 Patología clínica y pruebas diagnósticas	98
	10.1.1 Patología clínica	98
	10.1.2 Pruebas diagnósticas	98
	10.1.3 Nuevos instrumentos para evaluar la lucha antivectorial	98
	10.2 Bioquímica, genómica funcional y desarrollo de medicamentos	99
	10.3 Investigaciones económicas y sociales	99
11.	Recomendaciones	99

Agradecimientos   100

Referencias   101

Anexo 1
Precauciones de seguridad para el trabajo con *Trypanosoma cruzi*
en el laboratorio   108

Anexo 2
Etiquetado de los aislados de *Trypanosoma cruzi*   110

Anexo 3
Lista de animales silvestres, domésticos o peridomésticos que
son huéspedes reservorios de *Trypanosoma cruzi*, y países en los que
se han visto infectados   114

Comité de Expertos de la OMS en control de la Enfermedad de Chagas

Brasilia, 20 a 28 de noviembre de 2000

Miembros

Dr. J. R. Coura, Director, Instituto Oswaldo Cruz (FIOCRUZ), Río de Janeiro, Brasil (*Presidente*)

Dr. J. C. P. Dias, Centro de Investigaciones René Rachou, Belo Horizonte, Brasil

Dr. A. C. C. Frasch, Instituto de Investigaciones Biotecnológicas, Universidad Nacional de San Martín, Buenos Aires, Argentina

Dr. F. Guhl, Director, Centro de Investigaciones en Microbiología Tropical y Parasitología (CIMPAT), Universidad de los Andes, Bogotá, Colombia (*Relator*)

Dr. J. O. Lazzari, Jefe, Departamento de Cardiología, Hospital Pirovano, Buenos Aires, Argentina

Dr. M. Lorca, Facultad de Medicina, Universidad de Chile, Santiago, Chile

Dr. C. Monroy Escobar, Escuela de Biología, Universidad de San Carlos, Ciudad de Guatemala, Guatemala

Dr. C. Ponce, Director, Laboratorio Central, Ministerio de Salud, Tegucigalpa, Honduras

Dr. A. C. Silveira, ex Director, Programa de Control de la Enfermedad de Chagas, Brasilia, Brasil

Dr. G. Velázquez, Instituto de Investigaciones en Ciencias de la Salud, Asunción, Paraguay

Dr. B. Zingales, Instituto de Bioquímica, Universidad de São Paulo, São Paulo, Brasil

Secretaría

Dr. J. Finkelman, Representante en el país, Oficina Regional de la OMS para las Américas/Oficina Sanitaria Panamericana, Brasilia, Brasil

Dr. A. Luquetti, Director, Laboratorio de Serodiagnóstico de la Enfermedad de Chagas, Universidad Federal de Goiás, Goiana, Brasil (*Asesor temporal*)

Dr. A. Moncayo, Gerente, Grupo Especial sobre la Enfermedad de Chagas, Programa Especial PNUD/Banco Mundial/OMS de Investigaciones y Enseñanzas sobre Enfermedades Tropicales, OMS, Ginebra, Suiza (*Secretario*)

Dr. G. Schmunis, ex Coordinador, Programa de Enfermedades Transmisibles, Oficina Regional de la OMS para las Américas/Oficina Sanitaria Panamericana, Washington, DC, EE.UU. (*Asesor temporal*)

Dr. A. Valencia, Oficina Regional de la OMS para las Américas/Oficina Sanitaria Panamericana, Washington, DC, EE.UU.

1. Introducción

Un Comité de Expertos de la OMS en control de la enfermedad de Chagas se reunió en Brasilia del 20 al 28 de noviembre de 2000. El Dr. J. Finkelman, Representante de la OMS/OPS en Brasil, inauguró la reunión en nombre de la Directora General.

La enfermedad de Chagas se da en toda América Latina, pero sus manifestaciones y características epidemiológicas varían de una zona endémica a otra y las tasas de prevalencia, las características de los parásitos, las manifestaciones clínicas, los vectores y los huéspedes reservorios difieren en gran medida. La enfermedad de Chagas, más que ninguna otra enfermedad parasitaria, está estrechamente relacionada con el desarrollo económico y social.

Las medidas adoptadas para interrumpir la transmisión de la enfermedad de Chagas han tenido éxito en varios países y deben proseguir; se dispone de métodos rentables de lucha química antivectorial y de detección en los bancos de sangre. La transmisión por transfusiones de sangre está en aumento como causa de nuevas infecciones fuera de los focos de transmisión natural.

En los países de la Iniciativa del Cono Sur (véase la sección 8.1) la transmisión de la enfermedad de Chagas se interrumpió en 1997 en Uruguay, en 1999 en Chile y en 2000 en 8 de los 12 estados endémicos de Brasil y en 4 de las 16 provincias endémicas de Argentina. Los datos existentes, que muestran una tendencia a la reducción de las tasas de infección en los grupos de edad más jóvenes y al aumento de las pruebas de detección en los bancos de sangre, indican que en los demás países, a saber, Bolivia y Paraguay, la transmisión (por vectores y por transfusiones) se interrumpirá en 2003. La interrupción de la transmisión de la enfermedad de Chagas en esos seis países reducirá en gran medida su incidencia en toda América Latina.

A la luz de los avances logrados hasta 1998 en los países de la Iniciativa del Cono Sur, la Asamblea Mundial de la Salud, en su resolución WHA.51.14, adoptada el 16 de mayo de 1998, reconoció la decisión de los países andinos (Colombia, Ecuador, Perú y Venezuela) y de los países centroamericanos (Belice, Costa Rica, El Salvador, Guatemala, Honduras, Nicaragua y Panamá) de lanzar iniciativas similares (véase también la pág. 95 y las secciones 8.2 y 8.3, respectivamente).

En esos países hay entre 5 y 6 millones de personas infectadas, y 25 millones corren el riesgo de contraer la infección. Sin embargo, como los vectores de la enfermedad de Chagas implicados no están estrictamente domiciliados, sino que pueden reinfestar las viviendas desde los ecotopos silvestres, será necesario formular estrategias de control apropiadas para las condiciones entomológicas locales.

En el pasado decenio, la mayoría de los países endémicos iniciaron o fortalecieron los programas nacionales de control con notable éxito, como la Iniciativa del Cono Sur. Dichos programas han revelado que los métodos actuales de control pueden ser eficaces si se mantienen. Las inversiones de los países en conocimientos técnicos, servicios de salud y financiación reflejan un compromiso político y técnico en el ámbito nacional que es decisivo para la ejecución de programas de control sostenidos.

Este informe de la segunda reunión del Comité de Expertos de la OMS en control de la enfermedad de Chagas proporciona directrices técnicas sobre la planificación, aplicación y evaluación de los programas nacionales de control para alcanzar la meta de la interrupción de la transmisión. Se hace un examen crítico de los conocimientos actuales sobre la enfermedad y su patogénesis, los parásitos y los criterios para su clasificación, y los vectores y reservorios de la infección. También se examinan las estrategias para la interrupción de la transmisión y su rentabilidad.

2. Información básica sobre la enfermedad de Chagas

2.1 Formas clínicas

La enfermedad de Chagas pasa por dos fases sucesivas: aguda y crónica. La fase aguda dura seis a ocho semanas. Una vez que se resuelve, la mayoría de los pacientes infectados presentan buena salud y con los métodos actuales de diagnóstico clínico no se detecta ninguna lesión orgánica. La infección sólo se puede detectar mediante pruebas serológicas o parasitológicas. Esta forma de la fase crónica de la enfermedad de Chagas recibe el nombre de forma indeterminada y en la mayoría de los pacientes persiste indefinidamente. Sin embargo, varios años después del inicio de la frase crónica, en un 10 a 40% de las personas afectadas, según la zona geográfica, aparecen lesiones en diversos órganos, principalmente en el corazón y el aparato digestivo. Esa afección recibe el nombre de forma cardiaca o digestiva de la enfermedad de Chagas crónica. La fase crónica se extiende a lo largo del resto de la vida de las personas infectadas (1).

2.1.1 *Fase aguda*

La enfermedad de Chagas aguda puede producirse a cualquier edad. Sin embargo, la mayoría de los casos se detectan antes de los 15 años y la mayor frecuencia se da entre las edades de uno y cinco años. La fase aguda de la enfermedad comienza cuando el parásito, *Trypanosoma cruzi*, entra en el organismo. A una reacción local en el punto de entrada sigue un malestar general. Todas las manifestaciones clínicas disminuyen al cabo de cuatro a ocho semanas, o menos si se aplica un tratamiento parasiticida específico (2).

La mayoría de los casos de enfermedad de Chagas están causados por triatominos infectados, cuando pican para alimentarse con la sangre y simultáneamente depositan heces u orina que contienen tripomastigotes de *T. cruzi*. El prurito causado por la picadura propicia el rascado, que permite que los parásitos entren en la circulación por las heridas imperceptibles así creadas. Otra posibilidad es que, durante el rascado, los parásitos sean trasladados a la conjuntiva, por donde pueden entrar en el organismo aunque no haya lesiones cutáneas.

La reacción cutánea que se produce en el punto de entrada de los parásitos recibe la denominación de chagoma. Los triatominos suelen picar en cualquier parte del cuerpo que permanezca destapada durante la noche, a menudo en la cara. Poco después de la picadura, en particular si ocurrió cerca del ojo, se desarrolla una reacción conjuntival indolora, con edema bipalpebral unilateral y linfadenitis de los ganglios preauriculares. Este es un signo característico de la infección aguda (signo de Romaña) y constituye una forma fácil de reconocer la enfermedad en las zonas endémicas. No obstante, es necesario el diagnóstico diferencial para excluir otras enfermedades que pueden producir signos similares, como la miasis, la conjuntivitis, los traumatismos oculares, la trombosis retroocular o las picaduras de insectos. Una picadura en cualquier otra parte de la piel puede originar una reacción del tejido subcutáneo con edema e induración local, congestión vascular e infiltración celular, que puede ir seguida rápidamente de linfadenitis regional. Después aparecen fiebre, linfadenopatía, hepatomegalia y esplenomegalia, que pueden seguirse de vómitos, diarrea y anorexia. El electrocardiograma puede revelar signos de afectación cardiaca, tales como taquicardia sinusal, bloqueo aurículoventricular (A-V) de primer grado, QRS de bajo voltaje o cambios primarios de las ondas T. También se puede observar insuficiencia cardiaca. La radiografía de tórax puede mostrar cardiomegalia de diferentes grados. En la mayoría de los casos estas anomalías cardiacas desaparecen espontáneamente al cabo de cuatro a ocho semanas sin dejar secuelas aparentes. Esta miocarditis aguda puede ser mortal en menos del 3% de los casos agudos, principalmente en pacientes de menos de tres años.

Durante esa fase, otros pacientes pueden presentar meningoencefalitis con fiebre, convulsiones o pérdida de consciencia. Esta grave complicación neurológica, con una mortalidad que puede llegar al 50%, es poco frecuente y suele ocurrir en el segundo o tercer año de vida.

La enfermedad de Chagas aguda sólo se reconoce en el 1 a 2% de todas las personas que contraen la infección.

La enfermedad de Chagas también puede contraerse, y causar una fase inicial aguda, por infección congénita, transfusión de sangre o trasplante de órganos de un donante infectado, transmisión oral o accidente de laboratorio. Entre estas formas, las más comunes son la infección contraída por transfusión de sangre y la infección transplacentaria (la denominada forma congénita).

La transfusión de sangre de un donante infectado puede producir enfermedad de Chagas aguda, cuyas manifestaciones clínicas aparecen entre unos días y varias semanas después de la transfusión. En estos casos no hay reacción cutánea en el punto de entrada y en su mayoría son asintomáticos. El signo clínico más frecuente es la fiebre, pero también se pueden observar esplenomegalia y linfadenopatía. Además, se han descrito edema generalizado y hepatomegalia. El electrocardiograma y la radiografía de tórax pueden revelar los mismos tipos de alteraciones que en cualquier otra forma de la enfermedad de Chagas aguda. El diagnóstico se confirma mediante pruebas parasitológicas directas. Sin embargo, muchos casos pueden pasar inadvertidos, pues los síntomas producidos por esta forma suelen superponerse a los de la afección clínica que requirió la transfusión de sangre. Además, cuando el periodo de latencia es largo, es poco probable que los síntomas (el más común de los cuales es la fiebre) se relacionen con una transfusión de sangre realizada varias semanas antes, por lo que la fase aguda de la enfermedad pasa inadvertida. Aunque se cree que son muchos los pacientes que han recibido sangre infectada, en realidad sólo se ha descrito un pequeño número de casos de enfermedad de Chagas aguda transmitida por la sangre. El riesgo de contraer la enfermedad de esta forma está directamente relacionado con el número de transfusiones recibidas. Se calcula que el riesgo de transmisión a consecuencia de la transfusión de sangre de un donante infectado puede ser de hasta un 25%.

El trasplante de órganos de un donante infectado a un receptor no infectado es también un modo de transmisión de la enfermedad de

Chagas aguda, cuyo riesgo aumenta con la inmunosupresión requerida por ese procedimiento. Sin embargo, esa forma es epidemiológicamente irrelevante en las zonas endémicas, ya que se suele reconocer la situación por adelantado y la enfermedad se puede prevenir con un tratamiento específico.

La transmisión oral es una vía común de circulación de *T. cruzi* en el ciclo silvestre, en el que varios mamíferos, como los marsupiales y primates, comen triatominos y huéspedes reservorios más pequeños. En el medio doméstico, perros y gatos comen triatominos y roedores infectados.

La enfermedad de Chagas aguda contraída por accidentes de laboratorio no es frecuente, pero puede ser peligrosa si pasa inadvertida. Las manifestaciones clínicas pueden ser leves o graves y el resultado depende del estado inmunológico del paciente, de las características biológicas de la cepa de *T. cruzi* y del tamaño del inóculo. Si la persona infectada se da cuenta del accidente a tiempo, el tratamiento apropiado puede evitar la infección (véase el anexo 1).

2.1.2 *Fase crónica*

La fase crónica de la enfermedad de Chagas comienza cuando la parasitemia baja hasta niveles indetectables y desaparecen los síntomas generales y las manifestaciones clínicas de miocarditis aguda o meningoencefalitis. Esos cambios parasitológicos y clínicos suelen producirse entre cuatro y ocho semanas después de la infección.

Se cree que en los pacientes no tratados la parasitemia disminuye a consecuencia del equilibrio alcanzado entre el parásito y la respuesta inmunitaria del huésped. Dicho equilibrio puede durar toda la vida del paciente y se pueden detectar anticuerpos IgG contra *T. cruzi*. Las pruebas parasitológicas, como el xenodiagnóstico o el hemocultivo, pueden demostrar la existencia de parásitos circulantes en al menos la mitad de las personas infectadas, varios años después de la infección original. Los procedimientos clínicos habituales no revelan signos objetivos de lesión orgánica en esos pacientes; los electrocardiogramas y las radiografías de tórax son normales, al igual que la radiología del esófago y colon.

Los conocimientos actuales de todos los cambios producidos por la infección durante esta evolución de la enfermedad son incompletos, por lo que este periodo inicial de la fase crónica recibe la denominación de forma indeterminada o latente de la enfermedad de Chagas (véase a continuación).

Forma indeterminada

A la fase aguda le sigue la forma indeterminada de la enfermedad de Chagas crónica. Del 60 al 90% de las personas infectadas permanecerán en este estado durante el resto de su vida, de modo que las que tienen la forma indeterminada representan la inmensa mayoría de los pacientes con infección crónica. En zonas endémicas en las que persiste la transmisión vectorial, esas personas sirven de reservorio natural de la infección por *T. cruzi* y contribuyen al mantenimiento del ciclo vital del parásito.

La mayoría de los pacientes que tienen la forma indeterminada de la enfermedad cuentan 20 a 50 años de edad, es decir, son económicamente productivos. Se puede identificarlos mediante encuestas epidemiológicas o exámenes médicos o serológicos como los que se hacen a los donantes de sangre en las zonas endémicas. Su mortalidad es la misma que la de la población general. Sin embargo, los métodos clínicos de estudio sensibles y específicos revelan con frecuencia cambios sutiles en diferentes órganos o sistemas de algunos pacientes.

Varios estudios de la función neurovegetativa han revelado cambios en los sistemas nerviosos simpático y parasimpático. Se han encontrado cambios en la producción de saliva y sudor, la contractilidad de la vesícula biliar, el umbral de conductancia de la piel, la frecuencia cardiaca, el control de la tensión arterial y la presión esofágica y gástrica. Se han detectado cambios de las concentraciones de neurotransmisores, como las catecolaminas y la acetilcolina, o enzimas conexas, y de las substancias purinérgicas en pacientes con la forma indeterminada de la enfermedad, en comparación con personas normales.

Se han observado cambios de los potenciales provocados somatosensoriales y auditivos cerebrales, que se han relacionado con modificaciones de la mielina del sistema nervioso central. El sistema nervioso periférico también está afectado en los pacientes con enfermedad de Chagas crónica. Los cambios revelados por los estudios electromiográficos indican que la enfermedad de Chagas causa lesiones en las neuronas motoras del asta ventral de la médula espinal y en las neuronas sensoriales del ganglio de la raíz dorsal. También se ha descrito pérdida de los axones y desmielinización de los nervios periféricos.

En algunos pacientes con la forma crónica indeterminada y electrocardiogramas convencionales (en los que la actividad eléctrica del miocardio se registra durante aproximadamente un minuto) normales, pueden verse alteraciones si se los somete a monitorización electrocardiográfica ambulatoria (Holter) durante 24 horas (1440 minutos), mientras realizan sus actividades diarias normales (véase también la pág. 8 y 9). De este modo, pueden detectarse cambios en el control de la frecuencia y el ritmo cardiaco, y alteraciones de la conducción cardiaca, en comparación con controles normales.

Las pruebas de esfuerzo, los ecocardiogramas, los estudios radioisotópicos, la angiografía y los electrogramas del haz de His también pueden mostrar alteraciones cardiacas que resultan indetectables en los electrocardiogramas superficiales, tales como arritmias, contracciones anormales de las paredes del corazón, ensanchamiento de la luz y reducción de la velocidad del flujo en las arterias coronarias o defectos de la conducción. Estas alteraciones se pueden observar en algunas personas asintomáticas con la forma indeterminada de la enfermedad de Chagas crónica cuyos electrocardiogramas y radiografías de tórax no muestran anomalías.

El registro manométrico de la progresión de la papilla de bario, con o sin estimulación farmacológica previa, puede revelar alteraciones sutiles de la dinámica esofágica en hasta un 11% de los pacientes asintomáticos en los que el esófago presenta forma normal en el examen radiológico. No se han hecho estudios similares de la fisiología del colon en poblaciones asintomáticas con enemas de bario normales, dadas las dificultades técnicas para llevarlas a cabo sobre el terreno (*3*).

No todos los pacientes que tienen la forma crónica indeterminada de la enfermedad de Chagas presentan el mismo cuadro clínico. En la mayoría de ellos no se puede demostrar ninguna anormalidad, mientras que en otros se pueden detectar algunos cambios funcionales y orgánicos. Así, pues, la forma crónica indeterminada brinda una buena oportunidad de clasificar a los participantes en encuestas epidemiológicas en función de los resultados serológicos, electrocardiográficos y de los estudios radiológicos del corazón, esófago y colon. Lamentablemente, la mayoría de las encuestas epidemiológicas no incluyen la utilización de medios de contraste en el examen del esófago y del colon, dada la dificultad para realizar estas pruebas en los estudios de campo.

Forma cardiaca
La miocardiopatía chagásica es la consecuencia clínica más importante de la infección por *T. cruzi*. Los estudios epidemiológicos revelan que un 10 a 30% de las personas con serología específica positiva presentan cambios electrocardiogáficos característicos indicativos de lesiones cardiacas causadas por el parásito. Dichos

cambios se producen 10 a 20 años después de la fase aguda de la enfermedad y comprenden una amplia gama de tipos de lesiones. Las manifestaciones clínicas van desde síntomas leves hasta la insuficiencia cardiaca y, con frecuencia, la muerte súbita. La inflamación acompañada de fibrosis miocárdica difusa acaba produciendo lesiones cardiacas graves: la forma cardiaca de la enfermedad de Chagas crónica. No se conocen los factores que causan la transición de la forma indeterminada a la forma cardiaca de la enfermedad.

Las principales manifestaciones clínicas de la miocardiopatía chagásica crónica son la insuficiencia cardiaca, las arritmias cardiacas y la tromboembolia. La insuficiencia cardiaca causa disnea y edema. Como la lesión miocárdica afecta a los dos ventrículos, los casos avanzados presentan un predominio de la insuficiencia ventricular derecha, que produce edema y hepatomegalia congestiva. La cardiomegalia propicia la insuficiencia mitral y tricuspídea. Estos corazones dilatados presentan con frecuencia trombos intracavitarios en los ventrículos derecho e izquierdo, que constituyen la principal causa de embolias pulmonares y de otros órganos, particularmente cerebrales, esplénicas y renales. Las embolias cerebrales causadas por esta miocardiopatía dilatada se consideran una de las principales causas de isquemia cerebral en las zonas endémicas.

Como alteraciones características, el electrocardiograma muestra casi siempre, aisladamente o en diferentes combinaciones, bloqueo de la rama derecha, hemibloqueo anterior de la rama izquierda, prolongación del tiempo de conducción A-V, cambios primarios de las ondas T y ondas Q anormales. Con menor frecuencia se ve hemibloqueo posterior de la rama izquierda. La baja prevalencia del bloqueo de la rama izquierda es un rasgo distintivo del cuadro electrocardiográfico de la miocardiopatía chagásica.

Las arritmias son la consecuencia de lesiones miocárdicas tanto focales como difusas. Las extrasístoles ventriculares son las arritmias más comunes y con frecuencia son casi continuas y multiformes; pueden ocurrir aisladamente, en pares o en episodios de taquicardia ventricular de duración variable. Su frecuencia aumenta con el esfuerzo físico. La taquicardia ventricular sostenida es frecuente, incluso en pacientes con escasa o nula cardiomegalia, y produce con frecuencia descompensación hemodinámica. Las taquicardias ventriculares suelen ser polimórficas y a veces se presentan también como taquicardia helicoidal (*torsade de pointes*). Cualquiera de estos dos tipos de taquicardia puede degenerar en fibrilación ventricular, que se considera la principal causa de muerte súbita.

Las arritmias también pueden ser bradicárdicas. La bradicardia sinusal es frecuente y también se ven con frecuencia diferentes grados de bloqueo sinoauricular. La fibrilación auricular, por lo general con respuesta ventricular lenta, es una complicación frecuente de los casos avanzados. El bloqueo auriculoventricular de primer, segundo o tercer grado secundario a lesiones del nódulo A-V o, con más frecuencia, a la interrupción del sistema de conducción intraventricular, produce ritmos ventriculares lentos o muy lentos que requieren marcapasos permanentes. A veces son necesarios electrogramas del haz de His para demostrar la sospecha de defectos de la conducción intraventricular indetectables en el electrocardiograma superficial.

La radiografía de tórax suele ser necesaria, ya que permite una clasificación clínica más precisa mediante la evaluación del tamaño cardiaco y de la circulación pulmonar. La forma física se estudia mediante las pruebas de esfuerzo, que también pueden revelar si un paciente chagásico con pocas o ninguna extrasístole en reposo corre el riesgo de sufrir arritmias.

Como ya se ha dicho (véase la pág. 6), la monitorización electrocardiográfica ambulatoria (monitorización de Holter) se puede utilizar para detectar arritmias cardiacas y estudiar sus características, incluida su frecuencia y polimorfismo. Las arritmias persisten con frecuencia durante todo el día, incluso durante las horas de sueño. Se han publicado varios casos de pacientes fallecidos mientras llevaban puesto un monitor Holter; el análisis posterior del electrocardiograma reveló que el suceso final fue la fibrilación ventricular. La ecocardiografía, los estudios radioisotópicos y la angiografía pueden revelar anomalías del tamaño de las cavidades y de la contracción de sus paredes, y mostrar claramente el aneurisma apical característico de la miocardiopatía chagásica. La angiografía puede mostrar arterias coronarias dilatadas con flujo de baja velocidad. Además, la ecocardiografía, utilizada habitualmente en la evaluación de los pacientes chagásicos, revela con frecuencia trombos intracavitarios. Los casos de dilatación cardiaca grave suelen tener muy mal pronóstico (*4*).

Alteraciones del sistema nervioso periférico
El examen neurológico revela al menos una manifestación clínica de lesión del sistema nervioso periférico en aproximadamente un 10% de los pacientes con enfermedad de Chagas crónica. La mayoría de esos pacientes presentan una combinación de deterioro sensorial y disminución de los reflejos tendinosos que afectan principalmente a los miembros inferiores.

Las alteraciones sensoriales, como las parestesias y las hipoestesias táctiles y nociceptivas, son frecuentes. Entre las manifestaciones más comunes se encuentra el deterioro sensorial, en forma de parestesias de las extremidades inferiores o disminución de la sensibilidad nociceptiva o táctil. También se puede observar deterioro de la sensibilidad vibratoria y de posición. En los pacientes sintomáticos hay disminución de los reflejos tendinosos, sola o combinada con deterioro sensorial, y los afectados con mayor frecuencia son los reflejos rotuliano y aquíleo. La electromiografía convencional muestra una reducción grave del patrón de interferencia. En comparación con las personas no infectadas, los pacientes presentan una pérdida de varias unidades motoras funcionales de los grupos tenar e hipotenar, del sóleo y del extensor corto de los dedos del pie. No hay relación directa entre la afectación cardiaca y la pérdida de unidades motoras. La velocidad de conducción de los nervios motores periféricos es más lenta que la menor velocidad observada en los controles. El rasgo más importante de esta neuropatía es la alteración sensorial. No se suele observar debilidad muscular. Así, pues, las alteraciones no son particularmente molestas y no impiden a los pacientes realizar sus actividades habituales (5).

Forma digestiva
La destrucción de la inervación neurovegetativa entérica causada por la infección por *T. cruzi* provoca disfunción del sistema digestivo. Se pueden observar alteraciones anatómicas y funcionales en diferentes órganos. Las alteraciones son más frecuentes en el esófago y el colon, al parecer porque el material que circula por esos dos órganos, el bolo alimenticio y las heces, es más duro.

La forma digestiva de la enfermedad de Chagas crónica ha sido descrita en todas las poblaciones al sur del Ecuador. Sin embargo, se han observado repetidamente diferencias llamativas de su prevalencia en diferentes países. En los hospitales se ven más casos de megaesófago que de megacolon, probablemente porque la disfagia es un síntoma que lleva a los pacientes a buscar asistencia médica con más urgencia que el estreñimiento. También se han descrito megagastria, megaduodeno y colecistomegalia, asociados siempre a megaesófago, megacolon o ambos (6).

Megaesófago. Como en el caso de la miocardiopatía chagásica crónica, la prevalencia de lesiones esofágicas chagásicas en una población depende del método de detección utilizado. El estudio manométrico con estimulación farmacológica puede revelar alteraciones de la motilidad esofágica en pacientes por lo demás asintomáticos. Sin embargo, el método radiológico, bien aceptado por los pacientes, es suficientemente sensible para identificar a la mayoría de los casos sintomáticos, e incluso algunos de los asintomáticos, por lo que resulta adecuado para las encuestas epidemiológicas. Permite evaluar el tránsito esofágico, el diámetro del esófago y el grado de retención del alimento ingerido, así como la presión en reposo del esfínter esofágico inferior. Los exámenes radiológicos en comunidades rurales han revelado que la forma anectásica es la más prevalente. Sin embargo, cuando los pacientes son estudiados en el medio hospitalario predominan las formas ectásicas.

La pérdida de la inervación intrínseca del esófago causada por la infección por *T. cruzi* provoca una pérdida de la peristalsis esofágica y acalasia del esfínter esofágico inferior.

Desde el punto de vista clínico, el grado de afectación del esófago puede variar desde ligeras alteraciones motoras hasta la pronunciada dilatación que caracteriza las formas más avanzadas de megaesófago. Para que se desarrolle aperistalsis completa y acalasia total del esfínter esofágico inferior es necesaria una gran pérdida de la inervación intrínseca. Así pues, los síntomas y la evolución dependerán de la intensidad de las lesiones anatómicas y de los trastornos funcionales del esófago.

El principal síntoma inicial, presente casi siempre, es la disfagia. Con la progresión de la enfermedad, le siguen el dolor torácico, la regurgitación activa y pasiva, la pirosis, el hipo, la tos, la sialorrea, el aumento de tamaño de las glándulas salivares, principalmente las parótidas, y la emaciación. El estreñimiento crónico también es un síntoma frecuente, no necesariamente relacionado con la coexistencia de megacolon.

Para la detección de los casos se recomienda un examen radiográfico con la obtención de dos placas: la primera inmediatamente después de la ingestión de 150 ml de un medio de contraste baritado, y la segunda un minuto después. No obstante, para fines diagnósticos prácticos puede bastar esta segunda placa. Las siguientes características observadas en la segunda placa son suficientes para establecer el diagnóstico:

a) esófago de diámetro normal;
b) vaciamiento esofágico incompleto, en el que el medio de contraste restante adopta forma cilíndrica con un nivel superior horizontal;
c) presencia de aire por encima del medio de contraste a lo largo de toda la longitud del esófago.

Aunque esta técnica no revele todos los casos de esofagopatía chagásica, sirve para identificar los casos sin dilatación. Además, si se evalúan detenidamente los signos b) y c), no es probable que una persona con cambios esofágicos se considere normal. Sin embargo, en el diagnóstico diferencial se deben tener en cuenta algunas afecciones que pueden causar retención parcial de la papilla de bario en el esófago: por ejemplo, presbiesófago, esclerosis sistémica, tumor del fondo gástrico, estenosis del cardias, hernia de hiato, esofagitis por reflujo, compresión extrínseca y consumo de medicamentos anticolinérgicos.

El megaesófago chagásico puede clasificarse en cuatro grupos radiológicos. El Grupo I comprende la forma anectásica, mientras que los grupos II y III son formas intermedias, con más contracciones terciarias incoordinadas y menor dilatación en el grupo II que en el III. El grupo IV comprende la forma más avanzada, el dolicomegaesófago.

Se ha observado que la prevalencia y la gravedad del megaesófago disminuyen en las regiones en las que la lucha contra la transmisión ha dado resultados positivos. Los datos disponibles indican que la evolución de la enfermedad es más grave en los varones. El electrocardiograma tradicional revela que más del 30% de los pacientes con megaesófago tienen alteraciones compatibles con miocardiopatía chagásica crónica. Las alteraciones electrocardiográficas más frecuentes son el bloqueo completo de la rama derecha, con o sin hemibloqueo anterior izquierdo, y las extrasístoles ventriculares (*3*).

Megacolon. No se conoce la prevalencia de la colopatía en zonas endémicas, a causa de las dificultades prácticas para estudiarla sobre el terreno. El megacolon no es frecuente como manifestación aislada de la enfermedad de Chagas; suele asociarse con megaesófago, miocardiopatía o ambos. La dilatación afecta principalmente al colon sigmoideo y se extiende al recto en aproximadamente un 80% de los casos. En algunos puede estar dilatado todo el colon. El enema de bario es el mejor método para detectar el megacolon.

Los principales signos y síntomas que sugieren el diagnóstico de megacolon están relacionados con la retención de heces y gases. El estreñimiento es el síntoma más frecuente en los pacientes que buscan asistencia médica. Sin embargo, entre los pacientes chagásicos no seleccionados, casi el 25% de aquellos en los que el enema de bario muestra dilatación del colon tienen evacuaciones normales a intervalos de menos de dos días. Además, el estreñimiento es una afección muy común, que puede no estar relacionada con el megacolon. Otros síntomas frecuentes son el meteorismo, la distensión abdominal molesta y, a veces, los cólicos. Además, los pacientes se quejan de dificultad para evacuar, aunque las heces sean de consistencia normal. El examen abdominal puede revelar la presencia de fecaloma, que se reconoce fácilmente por su peculiar consistencia.

Como en el caso del megaesófago, los estudios manométricos del colon han revelado trastornos motores debidos a la pérdida de la inervación intrínseca. Uno de los trastornos motores más característicos del megacolon consiste en la incoordinación motora rectosigmoidea. La motilidad basal puede estar aumentada o disminuida y hay hipersensibilidad a la estimulación colinérgica con metacolina o neostigmina.

Otro rasgo importante de la fisiopatología del megacolon es la acalasia del esfínter anal interno, que no se relaja con la distensión del recto como en las personas normales. Además de la pérdida de ese reflejo, hay también hiposensibilidad de la pared rectal, que requiere un estímulo mayor del normal para provocar la necesidad de defecar.

Muchos casos de megacolon presentan también una elongación del colon sigmoideo (dolicomegacolon). El cáncer asociado con megacolon es raro y cuando ocurre se localiza en la porción no dilatada del colon.

Estómago. La pérdida de la inervación intrínseca del estómago se refleja en alteraciones de la motilidad y la secreción gástricas. El estómago, como el esófago y el colon, se vuelve hiperreactivo a los estímulos colinérgicos y se altera su capacidad para vaciarse, que aumenta con los líquidos y disminuye con las comidas sólidas. La gran dilatación gástrica es rara, posiblemente por la retención del alimento en el esófago dilatado. En casos de megaesófago avanzado suele verse un estómago pequeño.

Son frecuentes las alteraciones de la mucosa características de la gastritis crónica. Aparte de la desnervación, se han incriminado otros factores como causas de la gastritis crónica, tales como la irritación causada por el alimento que permanece en el esófago durante mucho tiempo, el reflujo biliar duodenogástrico, la escasa resistencia de la mucosa y la presencia de *Helicobacter pylori.*

Duodeno. La desnervación parasimpática del duodeno está bien documentada en animales infectados experimentalmente y en casos humanos. En pacientes con megaesófago se pueden observar alteraciones disquinéticas en el examen radiológico, y los estudios manométricos tras la estimulación con fármacos colinérgicos pueden resultar positivos en pacientes chagásicos con un duodeno por lo demás normal. Después del esófago y del colon, el duodeno es el tercer segmento más frecuentemente afectado por la dilatación en la enfermedad de Chagas humana. La dilatación puede quedar limitada al bulbo duodenal o al arco duodenal, o puede estar presente en todo el órgano. El megaduodeno raramente aparece como manifestación aislada, sino que casi siempre se asocia a megaesófago, megacolon o ambos.

Yeyuno e íleon. Los estudios radiológicos del intestino delgado en pacientes con megaesófago han revelado cambios en la velocidad del tránsito, que puede ser más lenta o más rápida, además de otras alteraciones de la mucosa y de la actividad motora. La absorción de monosacáridos está acelerada en los casos de enteropatía, fenómeno revelado por la alteración de la prueba de tolerancia a la glucosa, que muestra un aumento anormal de la glucemia en su fase inicial. La flora bacteriana del yeyuno, tanto aerobia como anaerobia, está aumentada en los pacientes con megaesófago, independientemente de la secreción ácida gástrica basal. La dilatación del yeyuno y del íleon, con aparición de megayeyuno y megaíleon, es poco frecuente.

Vías biliares extrahepáticas. La vesícula biliar, como todo el tubo digestivo, también presenta pérdida de la inervación intrínseca en la enfermedad de Chagas. Los estudios funcionales de la vesícula biliar mediante diversos métodos han revelado respuestas anormales en pacientes con la forma digestiva de la enfermedad. Los exámenes radiológicos han demostrado hipersensibilidad a la estimulación por la colecistoquinina octapeptídica y por la colecistoquinina endógena liberada tras la estimulación con una emulsión de lípidos introducida en el duodeno. Mediante ecografía se ha observado un vaciamiento acelerado de la vesícula biliar por efecto de la estimulación colinérgica con metacolina y un vaciamiento lento e incompleto después de una comida líquida. En pacientes con megaesófago se observa hipertonía del esfínter de Oddi y aumento de la actividad fásica. Se ha descrito colecistomegalia en hasta un 4% de los pacientes con megacolon, megaesófago o ambos. Aún no está claro si la colecistopatía propicia la litogénesis; los datos publicados son contradictorios. Sin embargo, se ha notificado que la colelitiasis es más prevalente en los pacientes crónicos con la forma cardiaca de la enfermedad que en la población general. Además, la incidencia de colelitiasis parece ser mayor en los pacientes con megaesófago que en los que tienen la forma indeterminada o cardiaca de la enfermedad de Chagas.

Forma congénita
La enfermedad de Chagas congénita es consecuencia de la transmisión de *T. cruzi* de la madre infectada al hijo. No se han definido los factores de riesgo que pueden determinar si una embarazada dará a luz un hijo infectado. La infección del feto puede producirse en cualquier momento durante el embarazo y en diferentes embarazos de la misma mujer. En el caso de los gemelos, *T. cruzi* puede infectar sólo a un feto o a los dos. El aborto es infrecuente. La mayoría de las embarazadas no transmiten la infección a su descendencia: la incidencia de la transmisión congénita en general oscila entre el 1 y el 10% en diferentes zonas geográficas, incluso en un mismo país.

La mayoría de los lactantes infectados son asintomáticos y tienen peso y constantes vitales normales, pero algunos, principalmente los prematuros, pueden presentar una amplia gama de manifestaciones clínicas, tales como bajo peso para la edad gestacional, ictericia, anemia, hepatomegalia, esplenomegalia y síntomas de meningoencefalitis o miocarditis, además de lesiones oculares. El pronóstico es poco esperanzador en estos casos. En zonas donde la lucha antivectorial ha tenido éxito, hay una notable tendencia a la reducción de la incidencia de la enfermedad de Chagas congénita, gracias a la disminución del número, o incluso la ausencia total, de mujeres jóvenes fértiles infectadas (*7*).

Huésped inmunodeprimido
El uso creciente de fármacos inmunosupresores para prevenir el rechazo de los trasplantes de órganos sólidos y de médula ósea, así como el aumento de la inmunosupresión causada por enfermedades linfoproliferativas y el SIDA, han incrementado el riesgo de reactivación de la enfermedad de Chagas crónica y de la transmisión de *T. cruzi* mediante trasplante de órganos infectados o donaciones de médula ósea (véase también la sección 6.1.4).

Los síntomas y signos clínicos más importantes descritos en relación con la enfermedad de Chagas y la inmunosupresión asociada con trasplantes o SIDA son la paniculitis, las lesiones del sistema nervioso central, la meningoencefalitis y la miocarditis.

Las personas infectadas y no infectadas receptoras de órganos sólidos o médula ósea de donantes infectados deben recibir tratamiento específico y ser objeto de un seguimiento apropiado para prevenir la transmisión. Sean seropositivos o no, todos los receptores de trasplantes de órganos sólidos o médula ósea procedentes de donantes infectados por *T. cruzi* deben ser examinados todas las semanas durante los dos primeros meses después del trasplante, cada

15 días durante el tercer mes y cada mes durante todo el periodo de inmunosupresión farmacológica, para ver si tienen parasitemia. El diagnóstico temprano de la enfermedad subclínica y la pronta administración de tratamiento tripanosomicida son esenciales en el seguimiento de los pacientes sometidos a cualquier tipo de trasplante (*8*).

Trasplante renal. Las primeras notificaciones de enfermedad de Chagas relacionada con trasplantes en las Américas correspondieron a pacientes que habían recibido trasplantes de riñón y describían una evolución fatal, resultante, por lo general, de infecciones contraídas mediante transfusiones de sangre durante el trasplante. En los años ochenta y principios de los noventa se creía que los pacientes con enfermedad de Chagas crónica e inmunodepresión relacionada con trasplantes renales, enfermedades linfoproliferativas o enfermedades autoinmunitarias no presentaban reactivación de la enfermedad. En aquella época, parecía que la inmunosupresión no podía alterar el delicado equilibrio entre el parásito y la respuesta inmunitaria del huésped infectado. Sin embargo, informes recientes indican que es posible tanto la reactivación, revelada por parasitemia detectable, como la transmisión de *T. cruzi* a través de los trasplantes. La incidencia de estos dos fenómenos varía de un país a otro. El momento crítico para la aparición de las manifestaciones clínicas y de laboratorio de la reactivación o de la infección era dos a cinco meses después del trasplante y, en casos excepcionales, hasta dos o más años después. Sin embargo, otros estudios han descubierto que la reactivación se produce entre siete días y 14 meses después del trasplante. Una supervisión cuidadosa permite un diagnóstico temprano y el tratamiento antiparasitario, que posibilitan la plena recuperación.

Trasplante cardiaco. La supervivencia y la calidad de vida de los pacientes con enfermedad de Chagas crónica avanzada que reciben trasplantes cardiacos no parecen ser diferentes de las de aquéllos que padecen otras miocardiopatías, por lo cual el trasplante cardiaco constituye una opción terapéutica para los pacientes con miocardiopatía chagásica avanzada. La inmunosupresión necesaria posibilita la reactivación de la enfermedad en un receptor infectado, pero la disminución de las dosis de inmunosupresores reduce el riesgo. Después de un trasplante de corazón se debe explorar la posibilidad de aplicar un tratamiento antiparasitario específico. La vigilancia periódica de la parasitemia es esencial; si se produce, se debe administrar el tratamiento necesario (*9*).

Trasplante de médula ósea. Menos de la mitad de los pacientes infectados que reciben alotrasplantes de médula ósea presentan reactivación de la enfermedad. Con los autotrasplantes no se ha detectado reactivación. Se debe seguir cuidadosamente a los pacientes chagásicos que reciban ese tipo de trasplantes para detectar una posible reactivación, y tratarla si fuera necesario. Asimismo, cuando la médula ósea procede de un paciente infectado, el donante debe recibir tratamiento antiparasitario específico antes de la obtención del material para el trasplante (*10*).

Trasplante hepático. Hay poca experiencia con ese tipo de trasplantes y su relación con la enfermedad de Chagas, pero no parece haber contraindicaciones para el procedimiento en receptores con enfermedad de Chagas crónica. Sin embargo, el trasplante de hígado de un donante infectado a un paciente seronegativo sólo es aceptable ante una emergencia clínica.

Trasplantes de páncreas, pulmón y córnea, trasplantes vasculares y otros. No hay información sobre la relación entre estos trasplantes y la enfermedad de Chagas, pero en general se acepta que los pacientes infectados por *T. cruzi* pueden recibirlos. Por otra parte, sólo en casos extremos se aceptan donantes infectados para receptores negativos.

Trastornos oncohematológicos y autoinmunitarios. Existen algunas pruebas de que la enfermedad de Chagas se puede reactivar en pacientes con leucemia o linfoma, pero no se ha documentado la reactivación en pacientes con trastornos autoinmunitarios.

SIDA. La reactivación de la enfermedad de Chagas en pacientes con SIDA está perfectamente documentada, sobre todo cuando los linfocitos CD4$^+$ son menos de 200/mm^3. Las dos localizaciones más frecuentes son el sistema nervioso central y el corazón, casos en los que es necesario tratamiento antiparasitario específico. Aunque se ha propuesto la administración de tratamiento tripanosomicida para prevenir la reactivación, la adopción generalizada de los tratamientos antirretrovíricos combinados ha hecho improbable la reactivación de la enfermedad de Chagas en pacientes con SIDA, dado que estos tratamientos normalizan la cifra de linfocitos CD4$^+$.

Criterios serológicos para la aceptación o exclusión de los trasplantes. En el cuadro 1 se muestran los criterios serológicos para la aceptación o exclusión de los trasplantes, de acuerdo con los datos disponibles. Todos los receptores con serología positiva deben

Cuadro 1
Criterios serológicos para la aceptación o exclusión de los trasplantes

Órgano	Donante	Receptor	Recomendación
Riñón de cadáver	Positivo	Positivo	Aceptación
	Positivo	Negativo	Aceptación
Riñón de donante vivo	Positivo	Positivo	Aceptación
	Positivo	Negativo	Aceptación
Corazón	Negativo	Positivo	Aceptación
	Positivo	Positivo	Exclusión
	Positivo	Negativo	Exclusión
Hígado (emergencia)	Positivo	Positivo	Aceptación
	Positivo	Negativo	Aceptación
Hígado (urgencia)	Positivo	Positivo	Aceptación
	Positivo	Negativo	Exclusión
Hígado (optativo)	Positivo	Positivo	Aceptación
	Positivo	Negativo	Exclusión
Médula ósea	Positivo	Positivo	Aceptación
	Positivo	Negativo	Aceptación

ser aceptados para el trasplante de órganos o de médula ósea, excepto en el caso de los trasplantes de corazón procedentes de donantes positivos. En el caso de los trasplantes renales, en las zonas endémicas también se acepta la utilización de donantes muertos y vivos con serología positiva para receptores negativos. Sólo en casos extremos se deben aceptar los demás trasplantes de órganos sólidos. En el caso de los trasplantes de médula ósea, dada la dificultad para encontrar donantes histocompatibles, se pueden aceptar los donantes infectados, pese a la falta de datos sobre los resultados. Sin embargo, cuando se utilicen donantes positivos, se debe administrar tratamiento antiparasitario para reducir la posible inoculación del parásito a través de órganos o médula ósea infectados. El consentimiento informado es siempre un requisito esencial antes de llevar a cabo el procedimiento y la vigilancia posoperatoria estricta es obligatoria.

En algunos receptores de trasplantes renales o de médula ósea con enfermedad de Chagas, la serología previamente positiva se volvió negativa durante la inmunosupresión. Sin embargo, en esos casos puede haber parasitemia con o sin signos clínicos discernibles de enfermedad de Chagas, lo cual indica que las pruebas exhaustivas para la detección del parásito podrían ser más apropiadas que la serología en el diagnóstico de la reactivación de la enfermedad de Chagas crónica. Aunque la presencia de la enfermedad de Chagas no se debe considerar una contraindicación para los trasplantes de órganos sólidos y de médula ósea, se debe estudiar detenidamente a las personas con serología positiva y tratarlas con benznidazol antes de que se pueda considerarlas candidatas a la donación. Este requisito se basa en que los métodos de detección parasitológica utilizados actualmente no suelen revelar la parasitemia subclínica en los pacientes con enfermedad de Chagas crónica.

2.2 Anatomía patológica

2.2.1 *Fase aguda*

Las lesiones en la puerta de entrada son similares, ya sean conjuntivales o subcutáneas. Las reacciones tempranas son principalmente inespecíficas y consisten en congestión vascular, edema e infiltrados de leucocitos periféricos; más tarde predominan los linfocitos y los monocitos y, más adelante aún, se puede observar invasión de los tejidos por fibroblastos, células gigantes y linfocitos. Cuando se han hecho biopsias de los ganglios satélites, las lesiones han sido compatibles con adenitis aguda inespecífica, con proliferación de histiocitos en los sinusoides; a veces se pueden ver células gigantes multinucleadas, con o sin parásitos.

La anatomía patológica del corazón puede variar desde la ausencia de alteraciones en las fibras musculares cardiacas hasta células musculares parasitadas por amastigotes, con o sin reacción inflamatoria periférica. Se han descubierto, entre otros fenómenos, fibras musculares llenas de parásitos con signos de miocitólisis, penetración de macrófagos en las fibras, parásitos libres o macrófagos con parásitos fagocitados e infiltración por linfocitos, monocitos o células polimorfonucleares y, a veces, eosinófilos.

Las lesiones histopatológicas del sistema nervioso son las propias de una meningoencefalitis aguda. Las meninges presentan congestión vascular, focos microhemorrágicos e infiltración inflamatoria por células polimorfonucleares, linfocitos, plasmocitos y macrófagos, con o sin amastigotes. Se pueden encontrar parásitos libres en los espacios perivasculares o alojados dentro de las células de la glía o en las neuronas. También se pueden encontrar manifestaciones similares en el cerebelo y la médula.

2.2.2 *Fase crónica: anatomía patológica cardiaca*

Forma indeterminada

Los estudios anatomopatológicos de la forma crónica indeterminada son escasos y no concluyentes. En la mayoría de los pocos estudios publicados sobre autopsias de pacientes con enfermedad de Chagas fallecidos por otras causas, en su mayoría violentas, no se disponía de información clínica a partir de la cual se pudiera identificar la afección del paciente como la forma crónica indeterminada. Como los pacientes con esta forma de la enfermedad son asintomáticos, esas deficiencias metodológicas son inevitables.

Otra forma de estudiar los cambios anatomopatológicos en pacientes con la forma crónica indeterminada de la enfermedad es mediante biopsia endomiocárdica. Este procedimiento *in vivo* tiene la ventaja de aportar un diagnóstico preciso. Sin embargo, el material obtenido procede de zonas limitadas del endomiocardio y no es representativo de toda la masa cardiaca.

En la forma indeterminada se puede observar una ligera miocarditis multifocal que se manifiesta por pequeños focos de infiltración intersticial de células inflamatorias (linfocitos, macrófagos y plasmocitos) dispersos por el miocardio, carentes de la asociación íntima con los miocitos degenerados observada durante la fase aguda de la enfermedad, y que a veces presentan una estructura granulomatosa. Los cambios pueden afectar también al tejido de conducción cardiaco (*11*).

El material obtenido por biopsia endomiocárdica ha permitido aplicar técnicas más refinadas, como la microscopia electrónica, la histoquímica y la inmunohistoquímica. Los estudios de dichas biopsias con microscopia óptica y electrónica han revelado hipertrofia de los miocitos, cambios degenerativos, inflamación y fibrosis en algunos pacientes con la forma crónica indeterminada de la enfermedad de Chagas. Los miocitos son mayores de lo normal y tienen núcleos prominentes e hipercromáticos. Los miocitos atróficos y en degeneración muestran pigmentación por lipofuscina, signos de alteración de la membrana celular y vacuolización del citoplasma. Los cambios ultraestructurales comprenden varios grados de edema y atrofia mitocondriales, y dilatación incipiente de los túbulos T con depósitos intratubulares de microfilamentos y de una substancia de tipo glicoproteico. Las células inflamatorias que infiltran el tejido cardiaco son linfocitos, plasmocitos, macrófagos y algunos mastocitos. A veces se ven pequeñas cicatrices y zonas de tejido fibroso intersticial que rodean fibras miocárdicas atróficas.

Raras veces se encuentran parásitos intactos en los tejidos, pero se puede demostrar la persistencia del ADN de *T. cruzi* en el miocardio de esos pacientes mediante la reacción en cadena de la polimerasa (RCP), aun cuando no haya inflamación local. Los estudios longitudinales han demostrado que las lesiones miocárdicas focales leves no son acumulativas y el miocardio no afectado suele presentar aspecto normal.

Forma cardiaca

Recientemente se ha verificado que la reacción inflamatoria observada en la fase crónica de la enfermedad de Chagas está compuesta principalmente de linfocitos T citotóxicos CD8$^+$ (*12*). En general se acepta que esos linfocitos son el principal tipo de células T responsables de la activación inmunitaria en la miocardiopatía chagásica crónica. Dichas células son activadas, a través de las moléculas de la clase I del complejo principal de histocompatibilidad (MHC), por macrófagos que contienen restos de *T. cruzi*. La ausencia de una respuesta de las células T CD4$^+$ en presencia de los antígenos de *T. cruzi* indica que la presentación de dichos antígenos a través de las moléculas MHC de la clase II está inhibida (*13, 14*). Sin embargo, hay datos experimentales que indican que la depleción de los linfocitos CD4$^+$ en la fase crónica de la enfermedad de Chagas está relacionada con la apoptosis selectiva de dichas células (*15*).

En los casos avanzados de cardiomegalia, los signos de congestión pasiva crónica y los fenómenos tromboembólicos son las principales manifestaciones anatomopatológicas macroscópicas. La cardiomegalia se debe a una combinación de hipertrofia, dilatación y alteración de la arquitectura muscular del corazón; por lo general, el peso del corazón está aumentado. Se ve con frecuencia un aneurisma cardiaco apical que es patognomónico de la miocardiopatía chagásica crónica. Hay focos de atrofia miocárdica distribuidos aleatoriamente.

En las necropsias se observan con frecuencia trombos murales endocárdicos, acompañados de infarto en varios órganos, como los pulmones, riñones, bazo y cerebro. Así pues, la cardiopatía chagásica es una afección embolizante. Al microscopio se ve miocarditis crónica difusa con marcada fibrosis intersticial.

Los cambios de los miocitos comprenden hipertrofia, necrosis y alteraciones degenerativas, tales como vacuolización, acumulación de gránulos de lipofuscina, degeneración hialina, edema intracelular y desorganización y pérdida de miofibrillas. Los miocitos hipertrofiados presentan núcleos grandes e hipercromáticos, pero pueden mostrar atenuación (estiramiento) en corazones dilatados. La necrosis franca se aprecia mejor en los focos en los que las células inflamatorias parecen estar dentro de las fibras miocárdicas (miocitos abscesificados). Suele haber miocitos atróficos en las zonas de tejido fibroso denso. La combinación de fibras miocárdicas atrofiadas e hipertrofiadas en el contexto de una miocarditis crónica activa y fibrosante es muy indicativa de que esté causada por *T. cruzi*.

Las observaciones ultraestructurales revelan varios grados de cambios regresivos en los miocardiocitos (tumefacción mitocondrial con desorganización de las crestas, acumulación de partículas de glucógeno o engrosamiento de la membrana basal) y los capilares miocárdicos. Dichos cambios pueden obstaculizar el metabolismo y la difusión de los nutrientes a las fibras contráctiles.

Con las técnicas convencionales raramente se ven formas amastigóticas de *T. cruzi* en las secciones histológicas. Cuando se identifican formas amastigóticas en el citoplasma de las células miocárdicas no se observa reacción alguna en los tejidos que circundan los miocitos intactos parasitados. Es característico que los miocitos parasitados alterados estén infiltrados por células polimorfonucleares, eosinófilos, macrófagos y linfocitos (fibras musculares abscesificadas), que se extienden más allá de los límites de los focos afectados.

La inmunoquímica mejora considerablemente la detección de amastigotes intracelulares intactos. Con esa técnica se ha demostrado la presencia de parásitos intramiocárdicos en biopsias de pacientes con enfermedad de Chagas crónica, los cuales también se han observado al utilizar la RCP y la hibridación *in situ* para demostrar la presencia de *T. cruzi* en los tejidos (*16–18*). En el tejido de conducción se producen cambios fibróticos y degenerativos. Las lesiones son las mismas que se encuentran en el miocardio contráctil.

2.2.3 *Fase crónica: forma digestiva*

El estudio de los diferentes segmentos del tubo digestivo revela miositis focal y lesiones de los plexos intramurales distribuidas irregularmente, principalmente en el plexo mientérico. Las lesiones neuronales del yeyuno son menos pronunciadas que las que se encuentran en el esófago y el colon. Las células neuronales restantes presentan alteraciones que hacen pensar en una hipersecreción de neurotransmisores como mecanismo de compensación de la desnervación. La alteración anatómica común subyacente a esta forma de la enfermedad es la destrucción de células ganglionares parasimpáticas de las capas musculares de los órganos dilatados. La destrucción de los nervios suele desarrollarse de forma insidiosa, pero no se conoce el mecanismo exacto de la neuronólisis. Los estudios histopatológicos de pacientes con enfermedad crónica han mostrado inflamación y depleción neuronal en el plexo mientérico del esófago, junto con miositis y fibrosis en la capa muscular. Sólo raras veces se detectan parásitos en esos tejidos, pero la demostración de ADN del cinetoplasto de *T. cruzi* sugiere la intervención del parásito en el desarrollo de las lesiones crónicas en esta forma clínica de la enfermedad (*19*).

El megaesófago y el megacolon relacionados con la infección por *T. cruzi* carecen de características morfológicas que puedan servir para diferenciarlos de los casos idiopáticos observados esporádicamente. Sin embargo, a diferencia de lo que ocurre en la enfermedad de Hirschsprung, en el megacolon chagásico la desaparición de neuronas del plexo de Auerbach no se limita a la porción distal no dilatada del colon. En las afecciones organomegálicas asociadas con la infección por *T. cruzi* puede haber lesiones inflamatorias focales en la capa muscular o a lo largo del plexo mientérico. Cuando las hay, están representadas por linfocitos, células plasmáticas y macrófagos distribuidos en grupos aislados. No hay destrucción celular ni proliferación de las células vasculares y conectivas, por lo que la infiltración es mínima. Dentro y alrededor del plexo de Auerbach se puede observar fibrosis, atrofia de las estructuras neuronales y ausencia total o parcial de neuronas. Cuando la destrucción de las neuronas es sólo parcial se hace imprescindible algún tipo de sección en serie o escalonada y la aplicación de análisis cuantitativos o morfométricos para detectar la pérdida neuronal. Raramente se encuentran amastigotes intracelulares en las fibras musculares del esófago o del colon. En las fases iniciales de la enfermedad hay una importante hipertrofia de la capa muscular y de la muscular de la mucosa, pero es substituida por atrofia y dilatación a medida que la enfermedad progresa.

2.2.4 *Enfermedad de Chagas y SIDA*

En pacientes con enfermedad de Chagas y SIDA se ha observado afectación predominante, y a veces exclusiva, del sistema nervioso. Las lesiones cerebrales focales tienden a cobrar un aspecto semejante al de un tumor, con acumulación de macrófagos cargados de amastigotes de *T. cruzi*. También puede haber zonas de necrosis focal y rasgos de meningoencefalitis grave. Los cambios inducidos por los parásitos en otros órganos, incluido el corazón, son leves o inexistentes. Aún no se conoce la causa de este peculiar tropismo del parásito hacia el sistema nervioso central en pacientes con SIDA u otras inmunodeficiencias (*20*).

2.2.5 *Patogénesis de las lesiones crónicas*

Se han formulado dos hipótesis principales para explicar la patogénesis de la enfermedad de Chagas: 1) la infección por *T. cruzi* induce respuestas inmunitarias dirigidas contra los tejidos del huésped que son independientes de la persistencia del parásito (hipótesis de la autoinmunidad), y 2) la persistencia del parásito en puntos específicos de los tejidos del huésped infectado produce una reacción inflamatoria crónica (hipótesis de la persistencia del parásito). En ambos casos, las alteraciones de carácter inmunopatológico acaban produciendo la destrucción focal y acumulativa de los tejidos y los signos y síntomas de la enfermedad clínica.

Durante mucho tiempo, la hipótesis imperante fue que la enfermedad de Chagas tenía una etiología autoinmunitaria. Esta reacción podría ser la consecuencia de una pérdida de la tolerancia del sistema inmunitario a los autoantígenos inducidos por la infección crónica por *T. cruzi*; otra posibilidad sería que las lesiones hísticas se debieran a una respuesta inmunitaria provocada por antígenos del parásito con reactividad cruzada con componentes del huésped (mimetismo molecular).

En los años setenta y ochenta se publicaron los primeros informes sobre la existencia de antígenos compartidos por *T. cruzi* y células de mamíferos y sobre su papel en la patogénesis de la enfermedad de Chagas. Se aportaron pruebas de la existencia de anticuerpos contra el endocardio, el endotelio vascular y el intersticio cardiaco (anticuerpos EVI), la laminina, las células nerviosas y el retículo sarcoplásmico cardiaco (*21*). Se demostró que los anticuerpos humanos contra las proteínas P ribosómicas del parásito reaccionaban con proteínas del huésped. Se han encontrado anticuerpos anti-P en pacientes con miocardiopatía chagásica crónica, miocardiopatía dilatada, arritmias ventriculares y disfunción sinusal (*22*). Además, se ha descrito la existencia de anticuerpos contra un epítopo de la miosina cardiaca humana en pacientes con miocardiopatía chagásica (*23*).

En pacientes con cardiopatía chagásica crónica se han encontrado anomalías de los receptores postsinápticos colinérgicos muscarínicos y β-adrenérgicos que pueden deberse a autoanticuerpos y provocar cambios en las proteínas receptoras postsinápticas, tales como la adenilato-ciclasa, la guanilato-ciclasa o la sintetasa de óxido nítrico (*21, 24-26*). Esos cambios interfieren en la regulación neurovegetativa del corazón y la contracción armónica de los músculos del esófago y del colon cuando la enfermedad afecta a dichos órganos. Además, en los órganos infectados, los infiltrados de células mononucleares y los linfocitos periféricos liberan citoquinas y metabolitos de los lípidos que poseen actividad biológica.

El hecho de que los autoanticuerpos estén presentes antes de que aparezca la miocardiopatía indica que pueden constituir un marcador temprano de la disfunción neurovegetativa cardiaca. De hecho, los anticuerpos circulantes contra los receptores colinérgicos muscarínicos y β-adrenérgicos aumentan con el tiempo transcurrido desde la infección. Utilizando la prueba de inmunoadsorción enzimática (ELISA) con un péptido sintético derivado de la segunda asa extracelular del receptor β-adrenérgico humano y con el receptor colinérgico muscarínico M_2 como antígenos, se descubrió una fuerte relación entre los trastornos neurovegetativos y la presencia de anticuerpos circulantes frente a estos péptidos en pacientes chagásicos. Esta observación indica que esos autoanticuerpos pueden representar un marcador de neuromiocardiopatía autoinmunitaria. La teoría autoinmunitaria, pese a estar respaldada por datos experimentales, no explica el carácter multifocal de la miocardiopatía humana.

La introducción de nuevas técnicas, como la inmunohistoquímica, la RCP y la hibridación *in situ*, ha aportado pruebas irrefutables de la persistencia del parásito en los tejidos de pacientes que se encuentran en la fase crónica de la enfermedad de Chagas. Con una técnica de inmunoperoxidasa se detectaron antígenos del parásito en el corazón de pacientes con miocardiopatía chagásica crónica (*27*). Se observó una relación entre la presencia de *T. cruzi* y un infiltrado inflamatorio moderado o intenso en lesiones localizadas en las paredes inferior y posterior del ventrículo izquierdo.

La RCP detectó sistemáticamente ADN de *T. cruzi* en muestras cardiacas de pacientes con miocardiopatía chagásica crónica, pero no en tejidos cardiacos de cadáveres seropositivos sin signos de cardiopatía chagásica (*18*), y también en el tejido esofágico de pacientes seropositivos con megaesófago, pero no en muestras de pacientes fallecidos de miocardiopatía chagásica crónica sin megaesófago (*19*).

Al parecer, las diferentes formas clínicas de la enfermedad de Chagas no están relacionadas con el grado de parasitemia. Por estudios experimentales y por la infección aguda humana, se sabe que *T. cruzi*, como otros parásitos, provoca alteraciones del sistema inmunitario del huésped para eludir sus mecanismos de defensa. Además, se ha demostrado que *T. cruzi* reduce la expresión de las moléculas $CD3^+$, $CD4^+$ y $CD8^+$ en la superficie de los linfocitos, lo cual puede favorecer su supervivencia (*28*). En biopsias miocárdicas de pacientes con miocardiopatía chagásica crónica se pueden observar células T (96%), la mayoría de ellas $CD8^+$, mientras que las células T $CD4^+$ son menos frecuentes (*27, 29*). El número de células T $CD8^+$ aumenta en presencia de escasos o abundantes antígenos de *T. cruzi*, mientras que el número de células T $CD4^+$ permanece inalterado. Estas observaciones pueden indicar que los antígenos de *T. cruzi* intervienen en el desarrollo de la miocarditis crónica y que también hay cierto grado de inmunosupresión que permite la supervivencia del parásito.

Las diferentes manifestaciones clínicas y anatomopatológicas de la enfermedad de Chagas en el ser humano parecen estar relacionadas con variaciones en la eficiencia de la respuesta inmunitaria. Las respuestas inmunitarias eficientes controlan el grado de parasitemia, y con ello reducen las lesiones tisulares, mientras que las respuestas ineficientes no controlan adecuadamente la carga parasitaria, con lo que promueven reacciones inflamatorias más persistentes y una enfermedad más grave. Se ha señalado que las respuestas inmunitarias durante la fase aguda desempeñan un papel fundamental en la evolución de las manifestaciones crónicas. Además, las diferencias entre las cepas del parásito son otro factor importante a tener en cuenta en la patogénesis de la enfermedad.

Observaciones clínicas, histológicas y experimentales recientes revelan por lo general que la enfermedad de Chagas se debe considerar sobre todo como una infección parasitaria, más que como una enfermedad exclusivamente autoinmunitaria. Una de las consecuencias de esa interpretación patogénica es que es posible lograr un desenlace favorable mediante la administración de un tratamiento parasiticida específico.

2.3 Diagnóstico de laboratorio
2.3.1 *Diagnóstico parasitológico*

Durante la fase aguda de la enfermedad de Chagas aparecen numerosos parásitos en la sangre periférica y es posible detectarlos mediante pruebas parasitológicas directas. En este sentido, la observación microscópica de la sangre fresca puede revelar fácilmente la presencia del parásito, gracias a su motilidad.

Las extensiones de sangre en gota fina y gota gruesa, teñidas adecuadamente, permiten observar las características morfológicas del parásito, posibilitando así la diferenciación entre *T. cruzi* y *T. rangeli*. Sin embargo, cuando el grado de parasitemia es bajo, es necesario utilizar métodos de concentración de parásitos, tales como el método de Strout y el microhematocrito.

El xenodiagnóstico y el hemocultivo (posibles sólo en laboratorios especializados) son los métodos parasitológicos indirectos clásicos, cuya sensibilidad depende del grado de parasitemia del paciente. En la actualidad se dispone de un xenodiagnóstico artificial que se puede recomendar en lugar del xenodiagnóstico natural. Conviene subrayar que en las regiones y países en los que se ha interrumpido la transmisión vectorial se deben manejar con cuidado las especies de triatominos que fueron objeto de los programas de control, para evitar que los insectos se escapen accidentalmente del laboratorio.

Con el desarrollo de las técnicas moleculares, la RCP se ha utilizado en el diagnóstico parasitológico de diversas enfermedades. Esa técnica se basa en la amplificación de secuencias específicas de ADN que son a un tiempo abundantes y específicas del parásito en cuestión. En el caso de *T. cruzi*, hay dos secuencias específicas que han resultado útiles en el diagnóstico: la región variable del ADN minicircular del cinetoplasto y una secuencia repetitiva de 195 pares de bases del ADN del parásito (*30*).

Dada la complejidad de los procedimientos de la RCP, este tipo de diagnóstico sólo se debe realizar en laboratorios especializados. Esta técnica es más sensible que el xenodiagnóstico y el hemocultivo. Sin embargo, la sensibilidad también depende del grado de parasitemia del paciente. Otra aplicación importante de la RCP es en la detección de los parásitos en los tejidos de pacientes con infección crónica (*17, 18*) y en la transmisión congénita (*31*).

2.3.2 *Inmunodiagnóstico*

La utilización del inmunodiagnóstico está muy generalizada porque casi todos los pacientes infectados por *T. cruzi* en la fase crónica crean anticuerpos contra la compleja mezcla de antígenos del parásito. En la fase crónica predominan los anticuerpos de la clase IgG, mientras que en la fase aguda se encuentran con mayor frecuencia anticuerpos IgM.

Existen varias pruebas diagnósticas, algunas de ellas consideradas convencionales, que han sido ampliamente validadas, están comercializadas y son utilizadas por la mayoría de los laboratorios. Sin embargo, ciertas pruebas que aún se están ensayando tienen mayor especificidad y algunas de ellas pueden presentar diversas ventajas de uso (*32*).

Pruebas serológicas convencionales
Hay tres pruebas convencionales cuya utilización está muy generalizada: la hemaglutinación indirecta (HAI), la inmunofluorescencia indirecta (IFI) y la prueba de ELISA. Se ha considerado que la obtención de resultados positivos en más de una de estas pruebas equivale a un diagnóstico definitivo de infección por *T. cruzi*. Sin embargo, una sola prueba de IFI o ELISA positiva puede ser suficiente hoy día, ya que su sensibilidad es del 99%,

aproximadamente, siempre que se hayan seguido procedimientos técnicos normalizados y que los reactivos se hayan sometido a controles de la calidad y se hayan conservado en las condiciones prescritas.

En la mayoría de las pruebas convencionales se emplea una mezcla compleja de antígenos del parásito (HAI y ELISA) o todo el parásito (IFI). Con ello aumenta la probabilidad de diagnosticar la enfermedad, aun cuando el nivel de anticuerpos sea bajo. Por otra parte, aumenta la probabilidad de obtener resultados falsamente positivos debido a reacciones cruzadas entre *T. cruzi* y *Leishmania* spp. o *T. rangeli*.

Una prueba serológica ideal sería la que fuera rápida, barata y fácil de realizar en una sola fase, no requiriera instrumental especial ni refrigeración de los reactivos y tuviera una sensibilidad y especificidad del 100%. No existe tal prueba, pero las pruebas convencionales presentan algunas de estas características. Con la HAI se pueden obtener resultados en unas dos horas y no se necesita instrumental complejo ni conocimientos técnicos especializados. Su sensibilidad oscila entre el 96 y el 98%, inferior a la conseguida con la IFI y la prueba de ELISA. La HAI no suele detectar al 1,6–2,5% de las personas infectadas (falsos negativos).

La IFI posee una sensibilidad del 99%, pero tiene varias desventajas: consta de varias fases, se necesita un microscopio especial de luz ultravioleta y la interpretación, subjetiva, debe correr a cargo de un técnico experto. La titulación de los conjugados es esencial, al igual que el control de los reactivos utilizados. Los estuches comerciales no son fáciles de encontrar y su especificidad es inferior a la de la HAI. Los diagnósticos falsamente positivos causan problemas a la hora de determinar si los pacientes y los donantes de sangre están infectados. La prueba tarda unas dos horas para unas pocas muestras. Así pues, la IFI es adecuada para pequeños laboratorios en los que se utilice un microscopio para el diagnóstico de otras infecciones y no se analicen más de 50 a 100 muestras al día, pero no se recomienda su utilización en los bancos de sangre que analicen gran número de muestras.

La prueba de ELISA tiene una sensibilidad excelente y una buena especificidad. Como en el caso de la IFI, su realización requiere varias horas y debe correr a cargo de un técnico experto. Presenta dos ventajas principales en comparación con la IFI: requiere un espectrofotómetro, que elimina la subjetividad, y se puede automatizar. Así, se puede utilizar en grandes centros para analizar simultáneamente muchas muestras. Como ocurre con otras pruebas, aun cuando se utilicen estuches diferentes, se pueden obtener resultados dudosos. Esto representa un problema para los bancos de sangre y también para establecer el diagnóstico etiológico en pacientes.

En los últimos años, en muchos países de Centroamérica y Sudamérica se ha logrado una considerable experiencia en el diagnóstico de la enfermedad de Chagas con las tres pruebas mencionadas, que son las que se deben utilizar. En el 95% de los sueros se obtienen resultados concordantes con las tres pruebas. La discordancia entre dos de ellas puede deberse a errores técnicos o a la presencia de un suero poco habitual. Estos problemas suelen resolverse repitiendo las pruebas, pero si se siguen obteniendo resultados discordantes, el suero es problemático y se le debe prestar especial atención. Si eso ocurre en un banco de sangre, se debe excluir al donante. Si el problema se plantea en el diagnóstico clínico, se deben utilizar pruebas no convencionales (véase más adelante) o enviar el suero a un laboratorio de referencia. En cualquier caso, si un suero resulta repetidamente positivo con una prueba, se debe considerar positivo.

En la fase aguda de la enfermedad de Chagas también se pueden detectar anticuerpos mediante serología convencional. Se recomienda la IFI con un conjugado anti-IgM, aunque los anticuerpos IgG también pueden ser positivos. En cuanto a la transmisión congénita, siempre que no se encuentren parásitos en la sangre del recién nacido, se pueden realizar pruebas serológicas convencionales seis a ocho meses después del parto, cuando los anticuerpos maternos transmitidos pasivamente al hijo deben haber desaparecido. Se pueden utilizar las mismas pruebas serológicas para el seguimiento de pacientes sometidos a quimioterapia. En el cuadro 2 se resumen estas recomendaciones.

Pruebas serológicas no convencionales
Algunas de estas pruebas ya están disponibles en el mercado, pero para obtener la mayoría de ellas hay que recurrir a sus productores, principalmente universidades y centros de investigación. Se basan en técnicas de ELISA, pero utilizan reactivos tales como proteínas recombinadas, antígenos purificados o péptidos sintéticos, creados con el fin de aumentar la especificidad del diagnóstico serológico y evitar la reactividad cruzada con otras enfermedades parasitarias, como la leishmaniasis mucocutánea y visceral. Se ha propuesto la utilización de nuevas matrices para inmovilizar los antígenos, tales como tiras y cuentas de colores, y de nuevas técnicas como la inmunoelectrotransferencia (*Western blot*). Las pruebas utilizadas

Cuadro 2
Diagnóstico de laboratorio de la enfermedad de Chagas

Objetivos	Métodos serológicos y moleculares				
	Convencionales			No convencionales	
	ELISA	IFI	HAI	Antígenos recombinados	RCP
Demostración serológica (se recomiendan dos pruebas)	X	X	X	X	
Detección en bancos de sangre (se recomienda una prueba)	X				
Transmisión transplacentaria y perinatal (se recomiendan dos pruebas)	X	X		X	X
Encuestas epidemiológicas (se recomienda una prueba)	X	X			
Seguimiento del tratamiento (se recomiendan dos pruebas)	X	X	X		X

con mayor frecuencia son las que emplean antígenos recombinados y han sido validadas en ensayos multicéntricos (*33*).

Las proteínas recombinadas se pueden utilizar individualmente o, mejor, como mezclas de dos o más componentes (*34*). Conviene señalar que, aunque la mayoría de las pruebas no convencionales poseen gran especificidad, su sensibilidad puede ser inferior a la de la serología convencional. Si los resultados de las dos clases de pruebas no coinciden, se recomienda que se consideren correctos los de las pruebas convencionales.

Una ventaja clara de algunas de las pruebas no convencionales es su sencillez (una fase) y la brevedad de su ejecución. La única desventaja es que algunos de los estuches de pruebas que utilizan tiras o cuentas sólo proporcionan resultados cualitativos.

Para el diagnóstico de la infección por *T. cruzi* se pueden adoptar los siguientes procedimientos, distintos según la situación (véase también el cuadro 2):

- Para confirmar una sospecha clínica se deben utilizar dos pruebas convencionales. Si sus resultados no coinciden, se debe realizar una tercera prueba, convencional o no convencional.
- Para la detección en bancos de sangre se recomienda la prueba de ELISA.
- En caso de transmisión congénita se le debe hacer una prueba convencional a la madre y, si el resultado es positivo, confirmarlo

mediante otra prueba convencional. En hijos de madres seropositivas se debe realizar una prueba convencional de IgG ocho meses después del parto. Las pruebas parasitológicas son deseables, siempre que se puedan realizar.
- En las encuestas epidemiológicas se debe utilizar una sola prueba convencional. Para ello se puede utilizar suero, plasma o sangre, recogidos en papel de filtro.
- Para el seguimiento del tratamiento se recomiendan dos pruebas serológicas. En los centros especializados se pueden hacer pruebas de RCP para confirmar la parasitemia.

La única forma de garantizar que los resultados del diagnóstico serológico sean correctos es la observancia de las buenas prácticas de laboratorio, incluida la aplicación de procedimientos de control de la calidad y la evaluación periódica del desempeño del laboratorio, junto con una legislación que obligue a evaluar los reactivos antes de comercializarlos.

2.4 Conducta clínica y tratamiento
2.4.1 *Tratamiento tripanosomicida*

El nifurtimox (derivado del nitrofurano) y el benznidazol (un nitroimidazol) han sido prácticamente los únicos medicamentos utilizados en el tratamiento de la fase aguda de la enfermedad de Chagas y de la infección congénita. Como hasta hace poco la enfermedad de Chagas crónica se consideraba una enfermedad autoinmunitaria, generalmente se aceptaba que los pacientes con lesiones crónicas evidentes no se beneficiaban del tratamiento tripanosomicida.

Ahora ya no se cree que sea así, pues se ha demostrado que la administración de benznidazol a escolares en la fase crónica de la enfermedad negativiza hasta el 60% de las pruebas serológicas convencionales que antes habían resultado positivas. Además, pocos niños del grupo tratado con benznidazol presentaron lesiones cardiacas, en comparación con un grupo de control (*35, 36*) (véase también la pág. 35).

En un estudio de seguimiento a largo plazo de 131 personas con miocardiopatía crónica examinadas casi un decenio después del tratamiento con benznidazol (*37*) se obtuvieron resultados particularmente notables, consistentes en una importante reducción del deterioro clínico en los pacientes tratados, en comparación con los no tratados. La reducción de la gravedad de la enfermedad también se relacionó con la disminución de los títulos de anticuerpos anti-*T. cruzi*, compatible con la curación parasitológica.

El benznidazol produce efectos colaterales en la mayoría de los pacientes adultos, pero suelen desaparecer cuando se interrumpe el tratamiento. Sólo en algunos casos hay que suspender el tratamiento debido a los efectos colaterales. Por otra parte, los niños tienen una tolerancia al tratamiento notablemente mayor.

Los beneficios generales aportados por el benznidazol en las fases aguda y crónica de la enfermedad de Chagas indican que se debe recomendar el tratamiento con este fármaco en todo paciente con serología positiva (*38*).

Los resultados de varios estudios que evaluaron la eficacia del alopurinol en el ser humano han indicado que este medicamento carece de actividad parasiticida demostrable.

2.4.2 *Desarrollo de nuevos fármacos*

Aunque el benznidazol es eficaz en la enfermedad de Chagas, para aumentar la eficacia del tratamiento se necesitan nuevos fármacos que se puedan administrar durante menos tiempo y tengan menos efectos secundarios.

Los costos del desarrollo de nuevos fármacos han aumentado en los últimos años. En consecuencia, la industria farmacéutica ha centrado sus actividades de investigación y desarrollo en sectores en los que los beneficios sean acordes con las inversiones. En consecuencia, las principales empresas se han retirado completamente de las actividades destinadas a descubrir y desarrollar medicamentos contra las enfermedades tropicales (*39*). Por otra parte, la estrecha relación entre *T. cruzi* y otros parásitos (grupo de *T. brucei*, *Leishmania* spp.) que causan enfermedades de importancia humana y veterinaria, así como su sensibilidad similar a varios medicamentos ya disponibles, pueden facilitar el desarrollo de fármacos contra *T. cruzi* que también pueden ser activos frente a otros protozoos. Además, los conocimientos ya obtenidos sobre posibles nuevas dianas terapéuticas de los tripanosomas que tengan su correspondencia en otros patógenos o en células cancerosas, también pueden alentar a las empresas farmacéuticas a desarrollar nuevos fármacos para el tratamiento de la enfermedad de Chagas. Así, los inhibidores de la biosíntesis de los esteroles, los inhibidores de la prenilación de las proteínas (véase la pág. 33), los inhibidores de las proteasas y los análogos de los fosfolípidos son agentes quimioterapéuticos potencialmente importantes. Una ventaja añadida de algunos de estos compuestos, como algunos inhibidores de la biosíntesis de los esteroles, para el futuro de la quimioterapia contra la enfermedad de Chagas es que están siendo desarrollados para varias indicaciones diferentes, como las micosis.

Metabolismo de los esteroles

Los compuestos azólicos han constituido un importante avance en el tratamiento antifúngico, tanto para la medicina como para la veterinaria. Estos fármacos interfieren la biosíntesis de los esteroles y, junto con otros antifúngicos heterocíclicos nitrogenados, pertenecen a la clase de los inhibidores de la biosíntesis del ergosterol. Como *T. cruzi* contiene ergosterol, no sorprendió que las pruebas iniciales de dos de esos inhibidores (miconazol y econazol) mostraran una potente acción inhibidora del crecimiento del parásito. Estudios posteriores revelaron que el ketoconazol y el itraconazol también eran eficaces para proteger a los ratones contra la infección letal por *T. cruzi*, inhibiendo la multiplicación intracelular de los parásitos y bloqueando la biosíntesis de los esteroles. Sin embargo, aunque esos compuestos suprimían intensamente la proliferación de *T. cruzi in vitro*, no lograron proporcionar la curación parasitológica en animales de experimentación infectados ni en seres humanos.

Un avance importante en este campo ha sido la demostración reciente de que los derivados azólicos de la cuarta generación, como el D0870 y el SCH56592 (posaconazol), pueden lograr la curación parasitológica en modelos murinos de la enfermedad de Chagas aguda y crónica (*40*). El derivado bistriazólico D0870 es un potente inhibidor *in vitro* de los epimastigotes y de los amastigotes intracelulares que requiere concentraciones inhibitorias mínimas muy bajas. En ratones, este fármaco fue 30 a 50 veces más potente que el nifurtimox y más del 60% de los animales presentaron curación parasitológica (*41*). Lamentablemente, en 1997 se interrumpió su desarrollo por razones toxicológicas. Sin embargo, se ha estudiado la eficacia terapéutica del posaconazol en modelos animales (*41, 42*).

Prenilación de proteínas

Se ha demostrado que se produce prenilación de las proteínas en *T. cruzi* y *T. brucei*. La prenilación de las proteínas en los mamíferos y las levaduras entraña la unión de grupos farnesilo de 15 carbonos o geranil-geranilo de 20 carbonos a los residuos de cisteína C-terminales de algunas proteínas celulares que participan en la transducción de señales celulares y en el tránsito de vesículas intracelulares. En los últimos años se han sintetizado cientos de potentes inhibidores de la prenilación con el objetivo primordial de desarrollar medicamentos anticancerosos. Se ha demostrado que algunos de esos compuestos inhiben la actividad de la farnesiltransferasa recombinada de *T. brucei*, así como el crecimiento de *T. brucei* y *T. cruzi*. Los bisfosfonatos inhiben la prenilación de pequeñas proteínas que controlan la reorganización citoesquelética y la apoptosis. Estudios recientes han revelado que los bisfosfonatos son activos frente a *T. cruzi in vitro* e *in vivo*.

Proteasas

El éxito de los inhibidores de la aspartil-proteasa en la quimioterapia de la infección por VIH ha estimulado el interés por este tipo de fármacos. La utilización de inhibidores de las proteasas de cisteína en modelos animales de infecciones parasitarias ha aportado pruebas de que se podrían desarrollar fármacos dirigidos frente a esta clase de enzimas.

Transducción de señales por los fosfolípidos

El éxito reciente de la miltefosina (hexadecilfosfocolina) como nuevo agente oral para el tratamiento de la leishmaniasis visceral y la demostración de un efecto supresor de este compuesto en las infecciones por *T. cruzi* ha estimulado el interés por compuestos similares que antes habían demostrado tener actividad antivírica y antineoplásica.

Otras dianas para el diseño de medicamentos

Otro enfoque del desarrollo de fármacos ha sido la identificación de vías metabólicas o enzimas específicas del parásito que pudieran constituir dianas para nuevos fármacos. Así, se han identificado en tripanosomas patogénicos algunas enzimas que participan en el metabolismo de los hidratos de carbono, como la gliceraldehído-3-fosfato-deshidrogenasa. Además, se están estudiando enzimas que participan en la biosíntesis de la tripanotiona, una coenzima específica de los cinetoplástidos, y la transialidasa específica de *T. cruzi* como posibles dianas de la quimioterapia. Asimismo, se han probado compuestos sintéticos y naturales como inhibidores enzimáticos.

2.4.3 *Fase aguda*

Tratamiento sintomático

En la mayoría de los casos no complicados, los síntomas suelen desaparecer espontáneamente en cuatro a ocho semanas. Durante ese tiempo puede ser necesario tratar diversas manifestaciones clínicas con antipiréticos, antieméticos, antidiarreicos o electrolitos. En pacientes con signos de afectación neurológica pueden ser necesarios sedantes y anticonvulsivantes.

En pacientes con miocarditis aguda sintomática y manifestaciones de insuficiencia cardiaca es necesario prescribir diuréticos y digital, y reducir la ingesta de sodio. Los síntomas desaparecen en seis a ocho semanas en la mayoría de los pacientes. En los casos poco frecuentes de meningoencefalitis puede ser necesario administrar manitol por vía intravenosa, además de anticonvulsivantes y sedantes. En casos agudos extraordinariamente graves, con miocardiopatía de alto grado o meningoencefalitis, se puede intentar un tratamiento radical, como la combinación de corticosteroides con tratamiento parasitológico específico.

Tratamiento etiológico

La fase aguda de la enfermedad de Chagas se caracteriza por la presencia fácilmente demostrable de parásitos en la sangre periférica. El tratamiento etiológico elimina los parásitos de la sangre periférica y abrevia la duración de los síntomas, incluidos los de la miocarditis aguda y la meningoencefalitis, cuando están presentes. Si las pruebas serológicas eran positivas, pueden volverse negativas, lo que indica que la enfermedad se ha curado. Para ello pueden ser necesarios seis a doce meses.

En casos no complicados y en pacientes con un peso corporal de hasta 40 kg, la dosis de benznidazol es de 7,5 mg/kg/día. En pacientes de más de 40 kg, la dosis recomendada es de 5 mg/kg/día. La meningoencefalitis requiere dosis de hasta 25 mg/kg/día. El medicamento se debe administrar durante 60 días, de modo que la dosis diaria total se distribuya en dos o tres tomas a intervalos regulares a lo largo del día.

En casos congénitos, los recién nacidos no prematuros se tratan con una dosis diaria de 10 mg/kg de benznidazol. El tratamiento debe comenzar con una dosis diaria de 5 mg/kg y, si pasados tres días no hay leucocitopenia ni trombocitopenia, se debe aumentar a 10 mg/kg/día.

El tratamiento, sea con benznidazol o nifurtimox, debe administrarse en todos los casos durante 60 días. En los trasplantes de órganos se debe tratar a los donantes infectados durante dos semanas antes de la donación y a los receptores durante dos semanas después. Cuando la infección se contrae por un accidente de laboratorio, por lo general en adultos, se debe iniciar el tratamiento inmediatamente, antes incluso de la confirmación parasitológica. En estos casos, la dosis recomendada de benznidazol es de 7 a 10 mg/kg al día durante 10 días (véase también el anexo 1).

2.4.4 *Fase crónica*

Tratamiento sintomático

El objetivo del tratamiento de la enfermedad de Chagas crónica es aliviar los síntomas y prevenir las complicaciones. Tradicionalmente, la insuficiencia cardiaca se trata con restricción de sodio, diuréticos y digital. Los pacientes con lesiones cardiacas son propensos a las arritmias con dosis habituales de digital, principalmente cuando el potasio sérico es bajo. También se utilizan β-bloqueantes, inhibidores de la enzima de conversión de la angiotensina, bloqueantes de los receptores A_1 de la angiotensina y espironolactona. Las taquiarritmias son particularmente resistentes a la mayoría de los antiarrítmicos y no todos estos son bien tolerados. Se ha utilizado mucho la amiodarona, que ha resultado eficaz en el tratamiento de las extrasístoles y de las taquicardias ventriculares, sin afectar al rendimiento cardiaco. Los pacientes propensos a episodios frecuentes de taquicardia ventricular sostenida, sobre todo con descompensación hemodinámica, y fibrilación ventricular pueden ser tratados con la implantación de un desfibrilador automático. La implantación de marcapasos está indicada en pacientes con bradicardia sintomática, bloqueo sinoauricular de alto grado o bloqueo aurículoventricular avanzado o completo.

Los pacientes predispuestos a episodios tromboembólicos se benefician del tratamiento anticoagulante, especialmente si la ecocardiografía muestra trombos intracavitarios.

Para la aneurismectomía y la reducción de la cavidad, a fin de mejorar la hemodinámica, se ha propuesto la cirugía. En casos avanzados, el trasplante cardiaco es otra posibilidad para tratar la insuficiencia cardiaca o las arritmias cardiacas graves o refractarias.

El objetivo del tratamiento del megaesófago es mejorar la función esofágica. Como en el caso de la acalasia idiopática, el tratamiento consiste en la dilatación forzada del cardias con un balón neumático o hidrostático o con una intervención quirúrgica. La dilatación solía ser la primera opción y los procedimientos quirúrgicos se reservaban para los casos de fracaso o recaída tras la dilatación. Sin embargo, debido al mejoramiento de las técnicas quirúrgicas utilizadas en el tratamiento del megaesófago y a los resultados insatisfactorios obtenidos a largo plazo con la dilatación, actualmente la cirugía es la primera opción para el tratamiento de las formas ectásicas.

Aparte de las técnicas quirúrgicas, un nuevo método es la inyección de toxina botulínica en el esfínter esofágico inferior. Este tratamiento alternativo y paliativo sólo se debe utilizar en casos seleccionados. La experiencia con la toxina botulínica es escasa, pero los mejores resultados tras su inyección intraesfinteriana se obtienen en las fases iniciales de la enfermedad. Antes de aplicar cualquier tratamiento se debe hacer un examen endoscópico para determinar si hay otros trastornos asociados.

El tratamiento quirúrgico del megacolon está indicado en pacientes con estreñimiento grave o en caso de complicaciones tales como fecaloma, impactación fecal o vólvulo. Si la intervención quirúrgica está temporal o definitivamente contraindicada por alguna razón, se debe aplicar un tratamiento médico con dieta, laxantes o enemas.

Tratamiento etiológico
Recientemente se ha consensuado que los pacientes con enfermedad de Chagas crónica deben ser tratados con parasiticidas (*38*). Esta decisión se basa en la observación de que se puede encontrar el parásito en las lesiones cardiacas crónicas, y también en los resultados de dos estudios clínicos controlados, realizados simultáneamente con el mismo protocolo en Argentina y Brasil, en escolares de menos de 12 años con pruebas serológicas positivas de enfermedad de Chagas (fase crónica inicial). Ambos estudios revelaron que la serología se negativizaba en hasta un 60% de los pacientes después del tratamiento específico con benznidazol a dosis de 5 mg/kg/día (*36*). Para asegurarse de que el paciente está curado, las pruebas serológicas específicas convencionales deben seguir siendo negativas durante tres a cinco años.

También se ha descrito una prevalencia muy inferior de complicaciones cardiacas y mejores resultados clínicos tras un largo seguimiento de pacientes adultos tratados con parasiticidas (*37*). Así pues, todos los pacientes pueden beneficiarse del tratamiento con benznidazol, 5 mg/kg/día, o nifurtimox, 8 a 10 mg/kg/día, durante 60 días. La dosis total de benznidazol se administra en dos o tres tomas cada 8 o 12 horas, de preferencia después de las comidas. El nifurtimox también se administra cada ocho horas, después de las comidas. El médico que trate al paciente debe determinar los límites de edad y la idoneidad clínica de ese tratamiento específico.

El tratamiento de los pacientes en la fase crónica de la enfermedad de Chagas sólo se debe administrar en zonas donde se haya interrumpido la transmisión vectorial y en las que sea viable completar los 60 días de tratamiento bajo supervisión médica.

En personas con infecciones simultáneas por *T. cruzi* y VIH se recomienda la administración de 5 mg/kg/día de benznidazol tres veces a la semana, para prevenir la reactivación producida por la inmunosupresión. Este tratamiento profiláctico no está justificado en personas infectadas que estén recibiendo politerapia antirretrovírica.

2.4.5 *Evaluación de la curación*

Sólo se puede decir que una persona está curada cuando una prueba serológica convencional positiva se vuelva negativa. En pacientes adultos en la fase crónica de la enfermedad pueden ser necesarios 10 a 20 años para ello.

3. Parasitología

3.1 Taxonomía

Trypanosoma cruzi pertenece al subfilo *Mastigophora* del filo *Sarcomastigophora*, orden *Kinetoplastida*, que comprende los organismos flagelados con cinetoplasto, un orgánulo que está situado en la mitocondria de la célula y contiene una red fibrosa de ADN. *T. cruzi* se incluye en la sección estercoraria, junto con el grupo de tripanosomas cuyos estadios infectivos se desarrollan en el tubo digestivo de los vectores y contaminan los huéspedes mamíferos a través de las heces. Los tripanosomas que se multiplican en los vertebrados mediante estadios intracelulares se incluyen en el subgénero *Schizotrypanum*. Por eso, su nombre taxonómico completo es *Trypanosoma (Schizotrypanum) cruzi* (véase la fig. 1).

3.2 Aislamiento y mantenimiento de las cepas de T. cruzi

Una cepa de *T. cruzi* se define como un aislado del parásito obtenido a partir de insectos vectores, mamíferos reservorios o seres humanos infectados de forma natural. Los *stocks* son cepas aisladas recientemente y no caracterizadas. Una cepa suele estar compuesta por una población de parásitos genéticamente heterogénea. Se pueden obtener cepas de *T. cruzi* de mamíferos huéspedes mediante xenodiagnóstico, hemocultivo e inoculación directa de sangre en animales de experimentación. Se puede lograr una mayor amplificación mediante pasos seriados en un medio de cultivo líquido (infusión de hígado-triptosa, LIT) o en animales de experimentación, o mediante la infección de células de mamíferos cultivadas. Conviene señalar que estos procedimientos pueden promover la selección de una determinada población de parásitos a partir de la cepa original. Los aislados de parásitos se pueden mantener indefinidamente mediante crioconservación. Se recomienda utilizar un código internacional normalizado apropiado para las cepas y las poblaciones de parásitos conservadas (véase el anexo 2).

3.3 Características biológicas

Las cepas de *T. cruzi* muestran gran diversidad en muchos aspectos biológicos. El parásito infecta una gran diversidad de huéspedes vertebrados; más de 100 especies de mamíferos han sido infectadas de

Figura 1
Clasificación de los tripanosomas de los mamíferos[a]

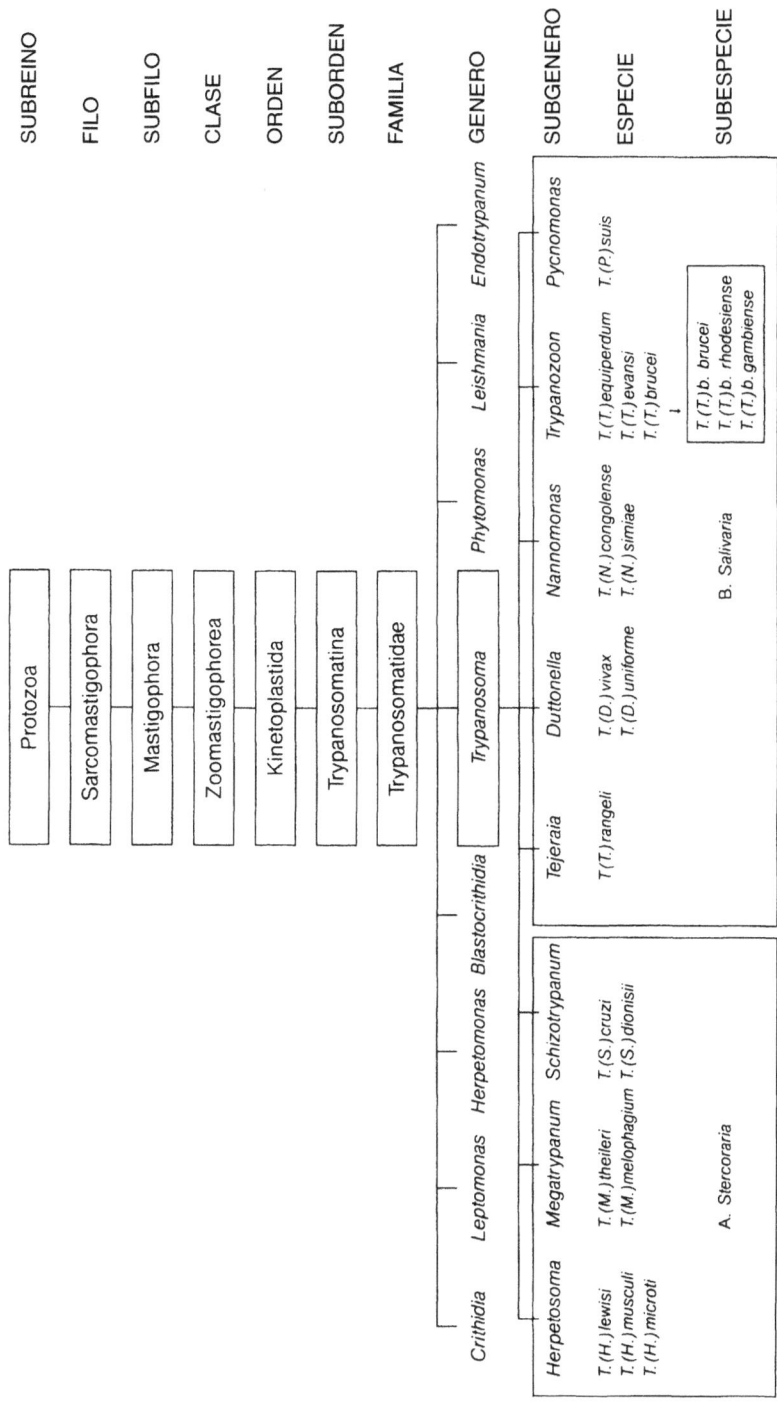

[a] Reproducido de la Serie de Informes Técnicos de la OMS N° 739, 1986 (*Epidemiología y control de la tripanosomiasis africana: informe de un Comité de Expertos de la OMS*).

forma natural o experimental. En ratones de experimentación, las formas tripomastigóticas sanguíneas pueden diferir en morfología (formas delgadas, anchas y robustas) y pueden producirse diferentes tipos de parasitemia. Se han descrito variaciones dependientes de las cepas en la distribución tisular de las formas amastigóticas intracelulares. Algunas cepas muestran preferencia por los macrófagos esplénicos, hepáticos y medulares, mientras que otras son muy escasas en esos órganos. Se han descrito variaciones en relación con la virulencia, el curso de la parasitemia y las tasas de mortalidad (*43*). Además, la misma cepa del parásito puede actuar de forma distinta en diferentes linajes de ratones. Los trabajos experimentales con zarigüeyas indican que algunas cepas causan una infección ligera, mientras que otras son eliminadas mediante mecanismos inmunológicos que aún no están plenamente elucidados. Las técnicas de biología molecular han mostrado que cepas genéticamente diferentes de *T. cruzi* pueden parasitar órganos distintos en el ser humano.

Estudios *in vitro* han mostrado diferencias en la capacidad de los tripomastigotes de determinadas cepas para invadir células cultivadas de mamíferos. Con técnicas bioquímicas se ha confirmado que en la penetración participan varias moléculas superficiales del parásito, como la transialidasa y glicoproteínas con diferentes masas moleculares.

Las cepas de *T. cruzi* presentan diferentes grados de sensibilidad a los agentes quimioterapéuticos. Se ha descrito resistencia natural al benznidazol y al nifurtimox, los dos medicamentos más utilizados hasta ahora en el tratamiento de la enfermedad de Chagas. Hay que tener presente este hecho siempre que se prueben nuevos medicamentos.

3.4 Características genéticas

Se han hecho progresos considerables en la comprensión de la genética de *T. cruzi* y de los procesos implicados en el control de la expresión génica. Se han clonado y secuenciado muchos genes que codifican componentes estructurales, enzimas metabólicas, moléculas que participan en la penetración y antígenos inmunodominantes. Se han expresado y utilizado como reactivos para el serodiagnóstico proteínas recombinadas que cuentan con dominios inmunodominantes. La creación de vectores de clonación para los estudios de transfección ha permitido eliminar varios genes y sobreexpresar otros para elucidar su papel en la biología del parásito.

Se han buscado marcadores genéticos moleculares de *T. cruzi* para intentar correlacionar las diferentes cepas con sus propiedades biológicas, sus características epidemiológicas y las manifestaciones clínicas que producen. Los primeros estudios de genética de poblaciones revelaron una importante variabilidad isoenzimática entre los aislados de *T. cruzi* e identificaron tres grupos importantes de zimodemas denominados Z1, Z2 y Z3 (*44*). El zimodema Z2 estaba relacionado con el ciclo de transmisión doméstica, mientras que el Z1 y el Z3 predominaban en el ciclo silvestre. Un análisis posterior de 15 *loci* de genes de isoenzimas reveló una mayor heterogeneidad que llevó a distribuir 121 aislados de *T. cruzi* del continente americano en 43 zimodemas que los autores no pudieron agrupar en conglomerados naturales. La conclusión principal de estos estudios fue que la estructura de la población de *T. cruzi* es clonal, más que sexual, y, por consiguiente, que la actual variabilidad biológica genética es el resultado de la evolución independiente de líneas clonales (*45*). En Argentina se han descrito 12 grupos zimodémicos, seis de los cuales fueron aislados de seres humanos, pero sólo dos estaban ampliamente distribuidos en las zonas endémicas. Uno de esos zimodemas estaba estrechamente relacionado con la incidencia de la infección aguda sintomática y con la cardiopatía crónica.

El polimorfismo de la longitud de los fragmentos de restricción del ADN del cinetoplasto (ADNk) reveló que los aislados del parásito poseen características muy heterogéneas que determinan varios grupos conocidos como esquizodemas (*46*). Los estudios de las «huellas dactilares» del ADN nuclear y del cariotipo han confirmado la complejidad genética de las poblaciones de *T. cruzi*.

En contraste con el gran polimorfismo de las isoenzimas y de los fragmentos de restricción del ADNk, los análisis de las secuencias génicas e intergénicas del ARN ribosómico (ARNr) revelaron dimorfismo entre las cepas del parásito. La amplificación mediante RCP de una región del gen del ARNr 24S alfa produjo fragmentos de 125 y 110 pares de bases que definían dos grupos principales de cepas. Dichos grupos se confirmaron mediante análisis del ADN polimórfico amplificado aleatoriamente (RAPD) de 50 a 60 lugares polimórficos (*47, 48*). También se comprobó la existencia de los dos grupos de cepas mediante datos detallados de las isoenzimas, análisis de riboimpresión y comportamiento biológico en ratones (biodemas).

En el recuadro 1 se muestra una propuesta de normalización de la nomenclatura de los dos principales grupos de cepas de *T. cruzi* (*49*).

> **Recuadro 1**
> **Normalización de la nomenclatura de los dos grupos principales de cepas de Trypanosoma cruzi**
>
> ***T. cruzi* I** = equivalente al zimodema 1 (*44*); linaje 2 (*47*); grupo 1 o unidad taxonómica discreta (DTU) 1 (*45*); tipo III (*43*); ribodema II/III (*50*)
>
> ***T. cruzi* II** = equivalente al zimodema 2 (*44*); zimodema A (*51*); linaje 1 (*47*); grupo 2 o DTU 2 (*45*); tipo II (*43*); ribodema 1 (*50*)

De acuerdo con las equivalencias de grupos que se ven en el recuadro 1, los métodos rápidos de tipificación de las cepas mediante la RCP serán preferibles a la tipificación mediante zimodemas, procedimiento que requiere cantidades considerables de células del parásito y puede promover la selección de una población particular de la cepa original.

Se ha investigado la distribución epidemiológica de los dos grupos de cepas. Se obtuvieron aislados de *T. cruzi* a partir de mamíferos reservorios, de seres humanos y de triatominos de varias regiones de Bolivia, Brasil y Colombia, y se tipificaron mediante la RCP como pertenecientes a los grupos I y II de *T. cruzi*. Se demostró una estrecha relación del grupo *T. cruzi* II con el ciclo doméstico, mientras que el grupo *T. cruzi* I se encontró preferentemente en el medio silvestre (*52*). Como todos los parásitos aislados a partir de personas seropositivas de regiones endémicas pertenecen al grupo *T. cruzi* II, se supone que este grupo tiene propiedades que favorecen la infección humana y promueven una mayor parasitemia. Por otra parte, en la Amazonia se aisló el grupo *T. cruzi* I a partir de triatominos salvajes, pero sólo de un pequeño número de personas seropositivas con poca parasitemia y la forma indeterminada de la enfermedad de Chagas (*52*).

En una zona endémica de Bolivia se ha descrito la presencia de las dos poblaciones más importantes de *T. cruzi*, designadas como clon 20 (*T. cruzi* I) y clon 39 (*T. cruzi* II). Se vio que el clon 39 era más frecuente en niños con enfermedad de Chagas, mientras que en *Triatoma infestans* se encontraron los clones 20 y 39 con frecuencias comparables. Estas observaciones indican que el sistema inmunitario de los pacientes jóvenes puede controlar la infección por *T. cruzi* I (*53*). Algo similar puede ocurrir en zonas de Chile con gran endemismo, donde el clon 39 es el más prevalente en los casos congénitos.

3.5 El genoma del parásito y el «Proyecto del genoma de *T. cruzi*»

El «Proyecto del genoma de *T. cruzi*» fue lanzado en 1994 por el Programa Especial PNUD/Banco Mundial/OMS de Investigaciones y Enseñanzas sobre Enfermedades Tropicales y fue ejecutado por varios grupos de investigadores en Europa, Sudamérica y los Estados Unidos de América. A continuación se resumen los resultados obtenidos hasta ahora (*54, 57*):

- Se han determinado las características biológicas del clon CL Brener (grupo *T. cruzi* II), elegido como microorganismo de referencia del proyecto.
- Se ha calculado que el genoma haploide de CL Brener tiene 40 a 50 megapares de bases, aproximadamente, y está distribuido en 30 a 40 cromosomas.
- Se han creado genotecas de ADN genómico en diferentes vectores.
- Se han obtenido genotecas de ADNc a partir del ARN mensajero de formas epimastigóticas de CL Brener.
- La secuenciación aleatoria de clones de ADNc produjo casi 11 000 secuencias (denominadas «etiquetas de secuencias expresadas»; *expressed sequence tags*: EST). Se han obtenido, aproximadamente, 15 000 secuencias (denominadas «secuencias genómicas preliminares»; *genomic sequence surveys*: GSS) a partir de clones de genotecas genómicas. Ambos tipos de secuencias están depositados en bases de datos públicas. Se calcula que se conoce aproximadamente un 20% del genoma del parásito.
- Para descubrir genes se compararon las secuencias generadas en el proyecto con secuencias de genes y proteínas de otros microorganismos depositados en bases de datos. Se concluyó que el 40% de las secuencias tienen semejanzas con genes correspondientes a enzimas de vías metabólicas y de transducción de señales, a proteínas estructurales, etc. Por otra parte, el 60% de las secuencias carecen de homología con genes descritos anteriormente, por lo que pueden representar genes específicos de *T. cruzi*.

Se puede obtener más información sobre el proyecto en el sitio web http://www.dbbm.fiocruz.br/TcruziDB/index.html.

Se espera que el proyecto del genoma de *T. cruzi* sirva para identificar nuevas dianas para el desarrollo de medicamentos y para aumentar la comprensión de los mecanismos patogénicos y de la relación entre el parásito y el huésped.

4. **Vectores**

4.1 **Taxonomía**

Los vectores de *T. cruzi* son insectos que pertenecen al orden *Hemiptera*, familia *Reduviidae*, subfamilia *Triatominae*. Actualmente, se conocen más de 130 especies, pertenecientes a cinco tribus (*Alberproseniini, Bolboderini, Cavernicolini, Rhodniini* y *Triatomini*) y 16 géneros (*Alberprosenia*, Martínez & Carcavallo, 1977; *Bolbodera*, Valdés, 1910; *Belminus*, Stål, 1859; *Microtriatoma*, Prosen & Martínez, 1952; *Parabelminus*, Lent, 1943; *Cavernicola*, Barber, 1937; *Torrealbaia*, Carcavallo, Jurberg & Lent, 1998; *Psammolestes*, Bergroth, 1911; *Rhodnius*, Stål, 1859; *Dipetalogaster*, Usinger, 1939; *Eratyrus*, Stål, 1859; *Hermanlentia*, Jurberg & Galvão, 1997; *Mepraia*, Mazza, Gajardo & Jörg, 1940; *Panstrongylus*, Berg, 1879; *Paratriatoma*, Barber, 1938; y *Triatoma*, Laporte, 1832). Sin embargo, sólo unas pocas especies de tres géneros (*Triatoma, Rhodnius* y *Panstrongylus*) son vectores importantes de *T. cruzi* en animales domésticos y seres humanos de zonas endémicas. Los tres géneros están ampliamente distribuidos en las Américas, desde México hasta Argentina y Chile. Las especies silvestres de *Triatominae* tienen una distribución aún más amplia, desde el norte de los EE.UU. hasta la Patagonia (*58, 59*).

La mayoría de las especies de *Triatominae* viven en hábitat naturales en contacto con aves, mamíferos y reptiles en diferentes ecosistemas. Algunas especies sólo pueden sobrevivir con oscilaciones mínimas de temperatura (por ejemplo, *Belminus laportei* y *Triatoma dispar*: especies estenotérmicas) y humedad (por ejemplo, *Dipetalogaster maxima, Triatoma breyeri* y *Belminus pittieri*: especies estenohídricas). Otras pueden tolerar una gran diversidad de condiciones climáticas (por ejemplo, *Panstrongylus geniculatus, Triatoma infestans* y *Mepraia spinolai*: especies euritérmicas). Otros triatominos necesitan fuentes específicas de alimentación: por ejemplo, *Cavernicola pilosa*, que se alimenta de los murciélagos, o *Triatoma protracta*, que se alimenta de las ratas espinosas del género *Neotoma* (especies estenófagas). Otras especies (eurífagas) no tienen preferencias alimentarias especiales; entre éstas figuran *Triatoma guasayana, T. sanguisuga* y *T. sordida* (*60*).

4.2 **Distribución geográfica**

La mayoría de las especies se encuentran entre los paralelos 45° S y 40° N, a altitudes de hasta 1500 metros sobre el nivel del mar. Son prevalentes en zonas situadas entre los trópicos. Sin embargo, se encuentran algunas especies en regiones templadas con inviernos fríos: por ejemplo, *T. patagonica* y *T. infestans*, que son comunes en la Patagonia argentina, o *T. sanguisuga*, que se encuentra en Indiana y Maryland (EE.UU.). Esto puede explicarse por las condiciones microclimáticas de los ecotopos, generalmente más cálidas que el medio ambiente externo (59).

Las especies vinculadas epidemiológicamente con la enfermedad de Chagas son las que se han adaptado al medio humano. Antes de la aplicación de los programas de lucha antivectorial, la distribución geográfica de los vectores más importantes de la enfermedad en las Américas era la siguiente:

- *Triatoma infestans*
  — Argentina, excepto la provincia de Santa Cruz
  — Bolivia (Beni, Chuquisaca, Cochabamba, La Paz, Potosí, Santa Cruz, Tarija)
  — Brasil (estados de Alagoas, Bahía, Goiás, Mato Grosso, Mato Grosso do Sul, Minas Gerais, Paraíba, Paraná, Pernambuco, Piauí, Río de Janeiro, Rio Grande do Sul, São Paulo, Sergipe, Tocantins)
  — Chile (Regiones I–VI y la zona metropolitana de Santiago)
  — Paraguay (Alto Paraguay, Boquerón, Caaguazú, Caazapá, Central, Chaco, Concepción, Cordillera, Guairá, Misiones, Nueva Asunción, Paraguarí, Presidente Hayes, San Pedro)
  — Perú (Arequipa, Ica, Moquegua, Tacna)
  — Uruguay.

- *Rhodnius prolixus*
  — Colombia (Antioquia, Arauca, Boyacá, Caquetá, Casanare, César, Cundinamarca, Guajira, Huila, Magdalena, Meta, Norte de Santander, Putumayo, Santander, Tolima, Vichada)
  — El Salvador
  — Guatemala (en 5 de los 22 departamentos)
  — Honduras (en 11 de los 18 departamentos)
  — México (Chiapas, Oaxaca)
  — Nicaragua
  — Venezuela (Aragua, Carabobo, Cojedes, Miranda, Portuguesa, Yaracuy).

- *Triatoma dimidiata*
  — Belice
  — Colombia
  — Costa Rica
  — Ecuador

- El Salvador
- Guatemala
- Honduras (en 16 de los 18 departamentos)
- México (Campeche, Chiapas, Guerrero, Jalisco, Nayarit, Oaxaca, Puebla, Quintana Roo, San Luis Potosí, Tabasco, Veracruz, Yucatán)
- Nicaragua
- Panamá
- Perú (Tumbes)
- Venezuela

- *Panstrongylus megistus*
    - Argentina (Corrientes, Jujuy, Misiones, Salta)
    - Brasil (Alagoas, Bahía, Ceará, Espirito Santo, Goiás, Maranhão, Mato Grosso, Mato Grosso do Sul, Minas Gerais, Pará, Paraíba, Paraná, Pernambuco, Piauí, Río de Janeiro, Rio Grande do Norte, Rio Grande do Sul, Santa Catarina, São Paulo, Sergipe)
    - Paraguay (Amambay, Cordillera)
    - Uruguay.

- *Triatoma brasiliensis*
    - Brasil (generalizado en la región semiárida del nordeste del país — Alagoas, Bahía, Ceará, Maranhão, Paraíba, Piauí, Rio Grande do Norte, Sergipe, Tocantins — y el norte de Minas Gerais).

En la actualidad, la distribución geográfica de las especies domiciliadas se ha reducido en gran medida, gracias a las actividades de los programas de control en algunos países. Así ocurre en el caso de *T. infestans* en Brasil, Chile, Uruguay y algunas zonas de Argentina, y de *R. prolixus* en Venezuela y en algunas zonas de Honduras y Nicaragua (véase la fig. 2, que también muestra la distribución de *T. dimidiata*).

4.3 Biología

Después de la eclosión, los insectos de la subfamilia *Triatominae* pasan por cinco instares ninfales antes de llegar a la edad adulta. Durante todas esas fases son generalmente hematófagos. En condiciones de laboratorio, el desarrollo de los triatominos concluye al cabo de unos seis meses, según las especies. Generalmente, el tiempo necesario es más largo en el medio natural. Una hembra de *T. infestans* puede poner hasta 600 huevos durante su año y medio de vida. La duración media de la incubación de los huevos es de

Figura 2
Distribución geográfica actual de las tres especies de triatominos vectores con mayor importancia epidemiológica para la enfermedad de Chagas

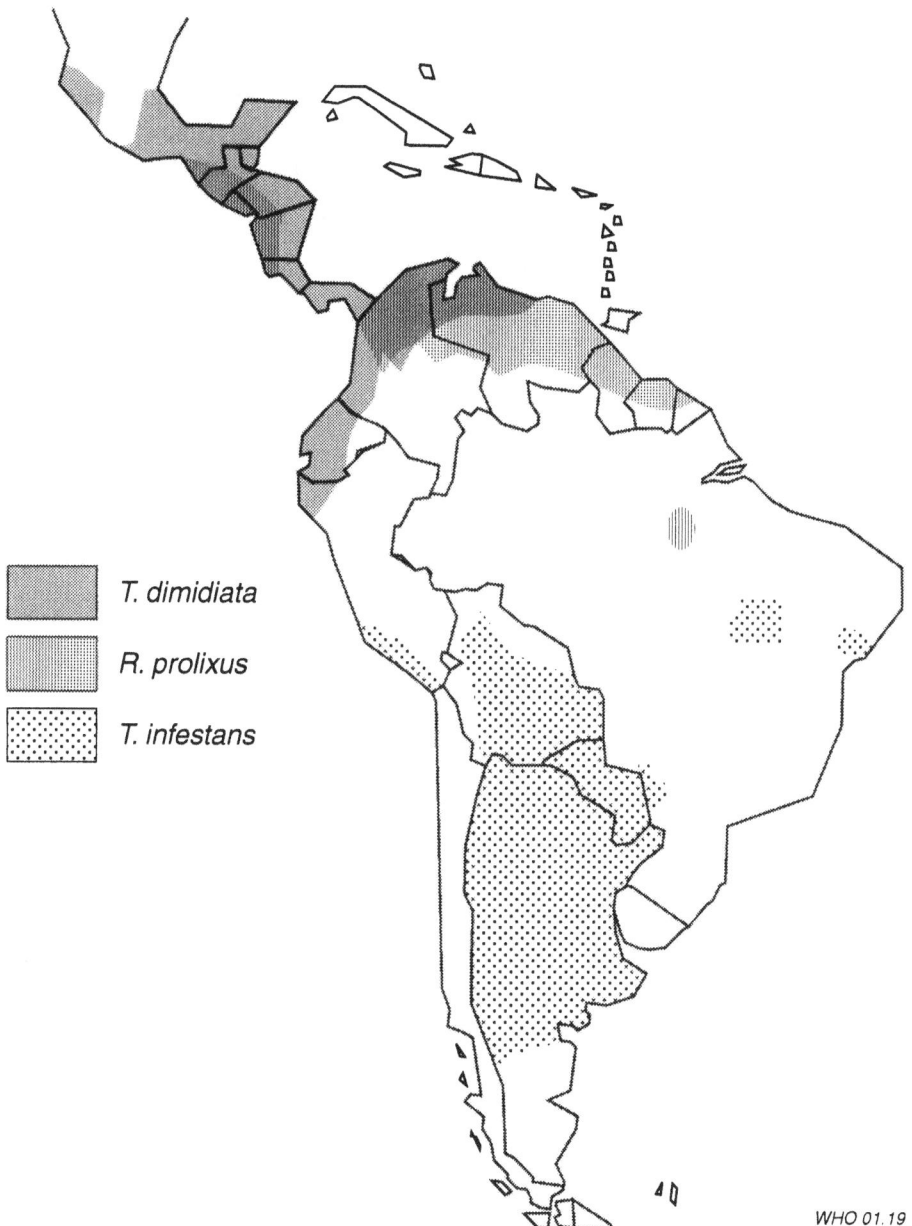

18 a 20 días. Los insectos adultos pueden copular varias veces durante su vida, con lo que aumenta la variabilidad genética.

Los triatominos pueden ayunar durante periodos de hasta 200 días, pero para desarrollarse deben alimentarse de sangre. Generalmente están activos por la noche. *T. infestans* tiene dos momentos de máxima actividad, uno al anochecer y otro al amanecer, correspondientes a la búsqueda de alimento y de escondites para descansar, respectivamente. La actividad es controlada por la luz y la temperatura. Otras especies presentan variaciones interesantes. Por ejemplo, la máxima actividad de *T. brasiliensis*, que está adaptado a los medios secos con temperaturas altas y luz abundante, se produce al final del día, en sincronía con los hábitos nocturnos de los roedores que son sus huéspedes naturales.

El hecho de que los triatominos deban alimentarse obligatoriamente de sangre explica la estricta relación entre los insectos y sus fuentes de alimento, que afecta marcadamente a su biología y comportamiento. Algunas especies están muy adaptadas a un único huésped y sólo pueden sobrevivir en el microhábitat ocupado por ese huésped particular. De ese grupo forma parte *Psammolestes*, que coloniza los nidos de las aves de la familia *Furnariidae*. En condiciones de laboratorio, sus ninfas raras veces alcanzan la fase adulta, por lo que resulta difícil conservarla durante más de una generación. *T. infestans* puede considerarse muy adaptada al medio doméstico; tiene pocas posibilidades de supervivencia en el medio natural, excepto en su zona de origen en Bolivia, donde forma pequeñas colonias en relación con roedores y lagartos salvajes. Otras especies, como *P. geniculatus*, *P. megistus*, *T. brasiliensis* y *T. dimidiata*, son más eclécticas y pueden adaptarse con mayor facilidad a diferentes hábitat.

Estudios genéticos han demostrado una correlación entre la adaptación a ecotopos diferentes y la variabilidad genética. En cambio, la especificidad de los ecotopos se asocia a la simplificación genética; las especies más vulnerables a los cambios medioambientales pueden desaparecer en situaciones de desequilibrio ecológico o hacerse más susceptibles a las medidas de control. Así ocurre con *T. infestans* en Sudamérica y *R. prolixus* en Centroamérica y el norte de Sudamérica. Sin embargo, *T. infestans* ha desarrollado un mecanismo biológico para compensar dicha simplificación genética: la fertilización poliándrica, en la que la hembra copula sucesivamente con varios machos.

La competencia por el alimento puede estimular a los adultos a buscar nuevos hábitat y a abandonar los ecotopos silvestres en el llamado "periodo de infestación". En el caso de *P. megistus*, *T.*

dimidiata y *T. brasiliensis*, dicho periodo corresponde a los meses de la estación lluviosa; en el caso de *T. sordida*, se produce al comienzo de la estación seca.

Los cambios medioambientales desfavorables llevan a los triatominos a trasladarse a hábitat hechos por el hombre, que son muy estables y ofrecen una gran variedad de escondites y abundante alimento durante todo el año. Gracias a esa estabilidad medioambiental, las poblaciones domiciliarias de triatominos pueden alcanzar densidades mucho mayores que las observadas en los hábitat silvestres.

En la mayoría de las especies, el tamaño de la colonia de triatominos asociada con seres humanos es un factor importante en la transmisión de la enfermedad de Chagas. El tamaño de la colonia, a su vez, depende del número de huéspedes y del grado de adaptación entre el triatomino y el huésped, que le permite al primero obtener la sangre necesaria para completar su ciclo vital en el periodo más breve. En un estudio, *T. infestans* pudo obtener una comida entera de un ratón no anestesiado en cuatro horas, el mismo tiempo necesario para alimentarse de los animales anestesiados; sin embargo, *R. prolixus* ingirió sólo el 46,7% del peso de sangre obtenido por los insectos de un grupo de control durante el mismo periodo (*61*). Estas observaciones pueden explicarse por la mayor irritación causada por la picadura de *R. prolixus*, que molesta al huésped y obstaculiza el proceso de alimentación. Además, algunas especies pueden tener un mecanismo de succión más rápido. *T. infestans* se alimenta más rápidamente que *T. brasiliensis* y *T. pseudomaculata*, independientemente de cual sea la fuente de la sangre.

La saliva de los triatominos reviste gran importancia en la alimentación. Se sabe que las proteínas de la saliva difieren de una especie a otra. Las especies cuyas picaduras son más dolorosas o causan fuertes reacciones alérgicas, como *P. geniculatus*, *T. protracta*, *T. rubida* y *T. rubrofasciata*, tienen menos probabilidades de colonizar viviendas humanas.

La mayoría de las especies de triatominos tienen hábitat exclusivamente silvestres y se pueden encontrar, por ejemplo, bajo la corteza de árboles muertos, en huecos de árboles, abrigos de zarigüeyas, murciélagos, roedores, etc., montones de piedras, las hojas de diversas plantas, como palmeras y bromeliáceas, nidos de aves y madrigueras de animales como los armadillos. A falta de una fuente de alimento de sangre caliente, algunos triatominos pueden alimentarse también de reptiles y anfibios. Ciertas especies, como *T. rubrovaria*, han conservado sus hábitos predatorios ancestrales y pueden alimentarse de las larvas de otros insectos.

A los triatominos que colonizan permanentemente las casas y son marcadamente antropofílicos se les concede una importancia epidemiológica primordial. Se encuentran en grietas de paredes, bajo el enlucido suelto, en cajas de embalaje y detrás de cuadros y adornos de pared. Los triatominos de importancia secundaria pueden producir pequeñas colonias intradomiciliarias más transitorias, en particular a falta de vectores primarios. Muestran grados diferentes de antropofilia, pero están bien adaptados a los ecotopos artificiales.

La distribución de los triatominos es típicamente focal y la densidad de la población está condicionada por la disponibilidad de alimentos. Los ecotopos se consideran estables cuando la fuente de alimento está siempre presente y los escondrijos son permanentes, lo que permite el desarrollo de grandes colonias, como ocurre con *R. neglectus* en diversas palmeras. En ese hábitat, la mayoría de las fuentes de alimentos son aves. Cuando éstas migran, otros vertebrados, incluidos los animales de sangre fría, pueden servir de fuentes de sangre para la alimentación de los triatominos. Pese a las fluctuaciones de las poblaciones de *R. neglectus* a lo largo del año, las colonias no desaparecen durante los meses en que escasea el alimento.

Hasta hace poco se consideraba que la Amazonia quedaba fuera de la zona de riesgo de domiciliación de los triatominos. Sin embargo, se conocen 18 especies de triatominos en la cuenca amazónica, que ahora corre el riesgo de domiciliación, debido principalmente a una colonización mal planificada de la región por inmigrantes procedentes de otras zonas y a la deforestación incontrolada. El comportamiento de *R. brethesi* es particularmente digno de mención; esta especie vive en las palmeras *piaçava* y sale a atacar a los recolectores de semillas de palma. La presencia de *P. geniculatus*, ampliamente difundida en Brasil y en otros países, por ahora está limitada en el medio artificial a invasiones ocasionales por adultos voladores.

4.4 Ecología y comportamiento de los triatominos

Todas las especies de triatominos están adaptadas para vivir en un medio ambiente particular. Aquí se ha adoptado una clasificación basada en el hábitat de los vectores, que tiene importantes consecuencias para su control e incluye las características de las especies más importantes (*62*).

4.4.1 *Especies estrictamente domiciliadas o encontradas excepcionalmente en ecotopos salvajes*

Triatoma infestans y *T. rubrofasciata* figuran entre las especies que están estrictamente domiciliadas o sólo se encuentran excepcionalmente en ecotopos salvajes. *T. infestans* es nativa de

Bolivia, el único país en que se ha demostrado su existencia en el medio silvestre. En su hábitat natural, vive en relación con roedores, bajo montones de piedras. Adaptada a las viviendas humanas desde el periodo precolombino, se ha dispersado pasivamente hasta Argentina, Brasil, Chile, Paraguay, Perú meridional y Uruguay. *T. infestans*, predominantemente domiciliaria, se considera la especie más importante en todos los países en los que se ha encontrado. Como en su dispersión se ha asociado estrechamente con los seres humanos y los animales domésticos, se han seleccionado poblaciones con características genéticas muy simplificadas, lo cual ha tenido como consecuencia su escasa variabilidad y su incapacidad para adaptarse a medios cambiantes. Esa extrema adaptación a las viviendas humanas ha hecho de *T. infestans* el vector más importante de la enfermedad de Chagas humana, pero ha provocado también una mayor fragilidad genética que permite su eliminación completa en la mayoría de las zonas en las que se da.

T. rubrofasciata puede considerarse el único triatomino estrictamente domiciliado. Se encuentra en regiones costeras en todo el neotrópico, en íntima relación con la rata doméstica (*Rattus rattus*), y transmite *Trypanosoma conorhini*.

4.4.2 *Especies encontradas en ecotopos domésticos y salvajes con frecuentes colonias domiciliadas*

Son las siguientes: *Panstrongylus megistus, Rhodnius pallescens, R. prolixus, Triatoma barberi, T. brasiliensis, T. dimidiata, T. guasayana, T. longipennis, T. maculata, T. phyllosoma, T. pseudomaculata* y *T. sordida. R. prolixus* es indudablemente la más importante de dichas especies, ya que es el principal vector de la enfermedad de Chagas en Centroamérica, Colombia y Venezuela. Se ha comunicado su presencia en el medio natural en palmeras y nidos de garzas, desde donde podría colonizar las casas mediante transporte activo y pasivo. Su origen silvestre sigue siendo dudoso, dada la falta de diferenciación morfométrica e isoenzimática entre *Rhodnius* encontrado en las palmeras de Venezuela (identificado como *R. robustus*) y el típico *R. prolixus* encontrado en las viviendas. Se captura principalmente en los tejados de paja de las casas, donde alcanza densidades muy altas. La humedad parece ser un factor esencial para su desarrollo, en particular con respecto a la eclosión de los huevos. Estudios genéticos recientes respaldan la hipótesis de la introducción pasiva de esta especie en Centroamérica, donde sólo se la encuentra dentro de las casas. En esa zona se la considera responsable de la mayoría de los casos de transmisión vectorial de *T. cruzi*.

T. sordida es la especie capturada con mayor frecuencia en Brasil desde los años ochenta, en particular en el medio peridoméstico. Puede adaptarse a medios muy inestables y una prueba de su potencial biológico la constituyen las colonias cercanas a las casas. Pese a ser marcadamente ornitofílica, también puede colonizar las casas. Se encuentra principalmente bajo la corteza de árboles secos o muertos, donde las colonias se componen de unos pocos individuos, la mayoría sin sangre en el tubo digestivo, lo que demuestra que las fuentes de alimentos sólo están disponibles esporádicamente en esos ecotopos.

P. megistus habita en bosques poco densos o bosques galería, pero reviste importancia epidemiológica en esas regiones, en las que a veces constituye el único triatomino encontrado en viviendas.

T. brasiliensis es el principal representante de los triatominos autóctonos de las depresiones semiáridas entre mesetas que constituyen el paisaje predominante del nordeste de Brasil. Se encuentra en el medio silvestre bajo grandes montones de piedras y se asocia con roedores, cuyas madrigueras representan un medio estable durante todo el año y permiten el desarrollo de grandes colonias, a veces cercanas a las casas. Se pueden observar estos insectos sumamente activos durante el día, saliendo de sus escondrijos entre montones de piedras para atacar a sus huéspedes, con lo que se exponen a una luz solar intensa y a altas temperaturas. Doce meses después del tratamiento de las casas infestadas con piretroides, ha habido poblaciones originales que han sido substituidas por individuos que sobreviven a la fumigación y adultos que invaden las casas volando.

T. pseudomaculata tiene sus ecotopos naturales bajo la corteza y en los huecos de árboles secos o muertos, y en nidos de aves. Aunque se sabe poco sobre su dispersión, el transporte pasivo entre la leña seguramente participa en la introducción de este triatomino en el medio artificial. Se pueden formar grandes colonias en el medio peridoméstico, pero en general esta especie está mal adaptada para vivir en las casas.

T. dimidiata también tiene una amplia distribución geográfica (desde el norte de Sudamérica hasta Centroamérica y México) y posee gran importancia epidemiológica. Entre sus ecotopos naturales figuran las madrigueras de zarigüeyas (en las que causa altas tasas de infección por *T. cruzi*), troncos de árboles y montones de piedras. Dos aspectos importantes de su ecología distinguen a esta especie de la mayoría de los triatominos: la frecuencia con la que coloniza las zonas urbanas y su capacidad para transmitir *T. cruzi* a seres humanos, aunque su densidad sea muy baja. Otra peculiaridad es su presencia en los suelos de las casas, donde se cubre con polvo para camuflarse. Pese a su introducción pasiva en las casas desde el bosque, se sabe poco sobre su dinámica poblacional.

R. pallescens es el principal vector en Panamá, donde se encuentra en las palmeras y se alimenta de zarigüeyas, osos hormigueros, perezosos, roedores, aves y, menos frecuentemente, de lagartos. En las casas se alimenta con frecuencia de los seres humanos y, en el medio peridoméstico, de palomas y gallinas.

T. barberi tiene una amplia distribución en México, donde coloniza las viviendas y el medio peridoméstico y muestra un comportamiento muy agresivo, pues pica de día y de noche.

4.4.3 *Especies principalmente salvajes, pero capturadas a veces en el medio doméstico*

Son las siguientes: *Panstrongylus lutzi, Rhodnius ecuadoriensis, R. nasutus, R. neglectus, R. pictipes, Triatoma lecticularia, T. nitida, T. rubrovaria* y *T. vitticeps.*

T. rubrovaria es la especie predominante en las praderas del sur de Brasil. En los últimos años se ha encontrado cada vez más en medios artificiales, incluidas las casas. En Uruguay se encuentra entre montones de piedras, a veces muy cerca de las casas, en estrecha asociación con cucarachas y otros insectos de los que se alimenta. Además, se ha descubierto que *T. vitticeps* y *P. lutzi* están muy infectadas por *T. cruzi*, lo que señala la necesidad de una vigilancia estricta de dichas especies.

4.4.4 *Especies salvajes cuyos adultos raras veces se encuentran en viviendas*

Son las siguientes: *Microtriatoma trinidadensis, Panstrongylus rufotuberculatus, Triatoma breyeri, T. carrioni, T. circummaculata, T. guazu, T, jurbergi, T. mazzotti, T. melanocephala, T. pallidipennis, T. patagonica, T. platensis, T. protracta, T. ryckmani, T. sanguisuga* y *T. tibiamaculata.*

4.4.5 *Especies encontradas sólo en los ecotopos salvajes*

Son las siguientes: *Alberprosenia* spp., *Belminus* spp., *Bolbodera scabrosa, Cavernicola* spp., *Hermanlentia matsunoi, Mepraia* spp., *Parabelminus* spp., *Paratriatoma hirsuta, Torrealbaia martinez* y muchas especies del género *Triatoma.*

4.5 Los factores climáticos y la dispersión y adaptación de los triatominos

En 1913 se descubrió que el calor acorta el periodo embrionario de *T. infestans*. Estudios posteriores mostraron que en zonas con altas temperaturas *T. infestans* tiene dos generaciones al año, mientras que en zonas templadas o frías sólo tiene una generación durante el mismo periodo. También se observaron ciclos vitales más cortos en colonias de tres especies del género *Triatoma* mantenidas permanentemente entre 27 y 28 °C, en comparación con colonias criadas en el exterior a temperaturas variables, incluido el tiempo frío durante el invierno. La temperatura afecta al tiempo de incubación de los huevos, al tiempo necesario para completar el ciclo vital, a la tasa de picaduras o a la frecuencia de la alimentación, al metabolismo y a la estacionalidad. La baja humedad relativa puede aumentar la frecuencia de la alimentación a causa de la deshidratación.

La influencia de las condiciones microclimáticas sobre los hábitat se ha estudiado en Argentina y Venezuela. La temperatura dentro de la palmera *Attalea butyraceae* solía ser constante entre 22 y 23 °C, mientras que el medio exterior variaba de 16 a 30 °C. Además, la humedad relativa era siempre alta dentro de la palmera, pero variaba del 40 al 95% en las hojas exteriores. Los triatominos se movían por el interior del árbol para conseguir las mejores condiciones de temperatura y humedad.

Observaciones recientes sobre el cambio climático, en particular sobre el calentamiento mundial y la Oscilación del Sur, el Niño, han revelado que temperaturas más altas pueden aumentar la distribución geográfica de los vectores y la altitud a la que pueden sobrevivir. Esto es particularmente importante en el caso de las especies salvajes con tendencia a invadir los hábitat humanos. Si bien una menor humedad puede ampliar la distribución geográfica y aumentar la densidad de la población, también puede afectar negativamente los ciclos vitales en medios secos tropicales y subtropicales y zonas áridas. El aumento de la temperatura en el interior de las viviendas puede acortar los ciclos vitales y aumentar la densidad de población de las especies vectoras en el medio doméstico. Sin embargo, en el caso de las especies domiciliadas, actividades humanas tales como un nuevo enlucido de las paredes y la aplicación de agentes químicos pueden ser más importante que las condiciones climáticas a la hora de determinar la densidad de la población de vectores.

4.5.1 *Ecotopos silvestres y proceso de domiciliación*

Los triatominos fueron originalmente silvestres, pero algunas especies han ido domiciliándose gradualmente. Se pueden encontrar poblaciones silvestres (adultos y ninfas) en una gran variedad de ecotopos. Las modificaciones medioambientales causadas por el hombre han originado la desaparición de los focos naturales, lo que ha propiciado la domiciliación de los triatominos.

La naturaleza y la calidad de los edificios, así como las condiciones de las viviendas (incluido el almacenamiento de bienes y pertenencias dentro de la casa y en torno a ella) son importantes factores determinantes de la colonización de las viviendas humanas por los triatominos. Los hábitat domiciliarios y peridomésticos pueden crear microhábitat favorables y brindar protección contra los predadores. Otros factores son el abundante suministro de sangre que proporcionan los seres humanos y la protección que encuentra el vector en la superficie de las paredes de barro.

Entre los hábitat domiciliarios relacionados con la construcción de las viviendas figuran las grietas en las paredes de barro u hormigón, las juntas entre los ladrillos de adobe u hormigón, los espacios entre la leña o cañas, los tejados de hojas de palmera y los suelos de tierra. Otros factores que favorecen la infestación por triatominos son el almacenamiento de las cosechas en la casa, la acumulación de ladrillos de adobe en los pasillos interiores y la presencia de palos amontonados en la casa.

La presencia de animales en la casa, el tipo de construcciones exteriores aledañas (para almacenamiento o para animales) y su cercanía a la vivienda también tienen una influencia importante en la presencia de vectores y la transmisión del parásito.

4.5.2 *Cambios relacionados con la domiciliación*

La domiciliación de los triatominos es el principal factor que aumenta del riesgo de transmisión de *T. cruzi* a los seres humanos. Algunas técnicas, como la electroforesis de enzimas de múltiples *loci* (MLEE), los métodos basados en el ADN o la morfometría, pueden contribuir a elucidar los cambios fenotípicos y genéticos relacionados con la domiciliación. Dichas técnicas han mostrado que este proceso suele asociarse con migraciones importantes, la reducción del repertorio génico y una creciente inestabilidad del desarrollo, con lo que el insecto se vuelve más eficiente como vector, pero también más vulnerable a las medidas de control.

Como sólo algunos de los genotipos silvestres pueden establecer colonias domésticas duraderas, se supone que durante las primeras fases del proceso de domiciliación se produce cierta restricción de la variabilidad genética. La dispersión del insecto pasa a depender de su huésped y puede aumentar por el transporte pasivo. Es probable que el insecto sea transportado por seres humanos (o animales domésticos) a lo largo de grandes distancias, más allá del ámbito de sus límites ecológicos. A consecuencia del aislamiento de los focos silvestres originales y de los efectos fundacionales en las nuevas zonas de colonización, es de esperar una nueva pérdida de variabilidad genética. Mientras continúa esa expansión geográfica, la domiciliación pasa a ser un hábito más exclusivo y algunas poblaciones con alto grado de endogamia pueden mostrar signos externos de inestabilidad del desarrollo, tales como una mayor asimetría fluctuante o monstruosidad morfológica unilateral. También se pueden reducir el tamaño y el dimorfismo sexual.

Dichas poblaciones, como la mayoría de las poblaciones domésticas de *T. infestans* o *R. prolixus*, deberían ser más vulnerables a las medidas de control. Sin embargo, la espectacular diseminación geográfica aparentemente asociada con la domiciliación es preocupante y refuerza la necesidad de una cuidadosa vigilancia entomológica de los triatominos que actualmente presentan tendencia a la domiciliación, como *T. brasiliensis*, *T. dimidiata* y *T. nitida*.

4.6 Genética de poblaciones

La genética de poblaciones se aplica específicamente a las poblaciones naturales de un organismo. El término "poblaciones" se refiere a individuos de la misma especie que forman grupos diferenciados basados en criterios geográficos, ecológicos, comportamentales o epidemiológicos. Las principales aplicaciones epidemiológicas de la genética de poblaciones en lo que se refiere a los triatominos son la sistemática y los estudios de la estructura de la población.

La genética de poblaciones se centra en los genes, los fragmentos de ADN o cualquier rasgo que se considere un factor mendeliano, y en su frecuencia en diferentes poblaciones. Entre las técnicas utilizadas figuran la tradicional MLEE y, más recientemente, los métodos basados en el ADN. Los métodos analíticos actuales se basan en modelos probabilísticos que definen el equilibrio genético y las características esperadas de la variabilidad genética (heterocigosis) y de la frecuencia de los genes, o de los fragmentos de ADN, en las poblaciones y entre ellas. Sin embargo, cuando se aplican a problemas epidemiológicos, estos planteamientos teóricos tienen al menos dos inconvenientes principales. Primero, se basan en modelos poblacionales, que no son muy realistas. Segundo, el flujo génico, que se puede calcular a partir de la frecuencia de los genes, no necesariamente se está produciendo en el momento del estudio;

puede haber ocurrido en el pasado, incluso en un pasado reciente, y haberse agotado.

Desde un punto de vista epidemiológico, la principal cuestión no es si ha habido cambios en el pasado, sino si están produciéndose en la actualidad. Por ejemplo, ¿puede *T. infestans* volver a invadir las casas de Cochabamba después del tratamiento insecticida? Lo importante no es que los focos silvestres de interés estuvieran conectados con viviendas humanas en el pasado, sino si lo están ahora. Para responder a estas preguntas podrían utilizarse técnicas de marcación y recaptura. Sin embargo, en general este enfoque sólo es apropiado en el caso de los adultos voladores, pero el principal modo de dispersión de los triatominos parece ser el transporte pasivo de fases juveniles de especies raramente asociadas al ser humano.

Por todas estas razones, se han utilizado diversas técnicas y métodos indirectos para estudiar la estructura de la población, como la citogenética y la citometría o la morfometría geométrica y tradicional.

4.7 Aplicación epidemiológica de los nuevos instrumentos

Los dos campos de la genética de poblaciones que pueden tener importancia epidemiológica son la sistemática y los estudios de la estructura de la población.

4.7.1 *Sistemática*

La sistemática es la aplicación más antigua y mejor conocida de la genética de poblaciones en la entomología médica, en la que se utiliza para identificar la especie correcta que debe ser objeto de la lucha antivectorial con insecticidas. En el caso de los triatominos, las principales técnicas que se han utilizado para distinguir entre taxones similares son la citogenética, la MLEE y los métodos basados en el ADN.

Colombia ha reunido las condiciones idóneas para probar esa metodología, ya que *R. prolixus*, frecuente en ese país (véase la pág. 45), puede ser silvestre o estar domiciliado. De hecho, hay datos que indican la existencia de dos especies de *Rhodnius*. La población silvestre fue descrita recientemente como *Rhodnius colombiensis* (*63*). Cuando se amplificó el ADN de individuos salvajes y domiciliados del género *Rhodnius* mediante RCP con cebadores universales de ADNr, se encontraron dos bandas, pero la amplificación de la segunda banda resultó a veces escasa o ausente. Este resultado indica que las poblaciones salvajes y domiciliadas de *Rhodnius* tienen al menos dos formas distintas de ADNr que difieren entre sí en tamaño, y demuestra que la amplificación mediante RCP puede diferenciar a las poblaciones silvestres y domiciliadas de *R. prolixus*. Las diferencias concuerdan con un modelo en el que, por impulso molecular (*molecular drive*), se originan rápidamente en las poblaciones tipos excepcionales de espaciadores que luego se asientan con frecuencias elevadas. Estos tipos son congruentes con lo que cabría esperar de una diferenciación poblacional resultante de la deriva génica y de un flujo génico reducido. Son asimismo coherentes con el escaso flujo de genes que se observa entre las poblaciones de *Rhodnius* silvestres y domiciliadas, según ha revelado la técnica de RAPD.

Los métodos basados en el ADN aplicados recientemente, como la secuenciación, se centraron primero en la genética evolutiva, pero también se han abordado problemas taxonómicos como la identificación fiable de subespecies o especies relacionadas entre sí. Estos enfoques han confirmado recientemente la proximidad genética de *T. melanosoma* y *T. infestans*, y la divergencia evolutiva entre *R. robustus* y *R. prolixus*. Estos dos hallazgos son importantes desde el punto de vista epidemiológico. El primero revela la plasticidad fenotípica de *T. infestans*, que puede adaptarse a nuevos ecotopos, como las casas o los árboles; el segundo permite dirigir las campañas insecticidas más específicamente contra *R. prolixus*.

4.7.2 *Estructura de la población*

Los intercambios de individuos entre las poblaciones geográficas del vector son raras o accidentales (escaso flujo génico). Así pues, dichas poblaciones han quedado aisladas, de modo que se pueden llevar a cabo campañas de control sin gran riesgo de reinvasión procedente de zonas no tratadas. Cuando se basa en las frecuencias de genes, esta conclusión depende del reconocimiento de ciertos modelos poblacionales. Si se calculan las diferencias genéticas sin un conocimiento preciso de las frecuencias de genes, el resultado relevante es una diferencia significativa entre las dos poblaciones. De hecho, dichas diferencias indican que no son probables las migraciones.

En las poblaciones de *T. infestans* de Uruguay se ha hecho un estudio de la variación citogenética de la especie para describir la estructura de la población. Se encontraron dos poblaciones distintas, separadas por el Río Negro, que diferían en sus características epidemiológicas.

La reducción de la variabilidad genética tiene importantes consecuencias para los programas de control. Dado que un repertorio génico reducido también implica una menor probabilidad de selección de nuevos atributos, como la resistencia a los insecticidas, y dado que la capacidad de dispersión de *R. prolixus* es muy escasa, la probabilidad de reinfestación por poblaciones salvajes también debe ser escasa. La aplicación de la RCP a insectos capturados dos años después de que se ejecutara un programa de fumigación de las viviendas indicó que todos los insectos estaban domiciliados. Así pues, desde el punto de vista de la transmisión vectorial, las poblaciones salvajes de *R. prolixus* no parecen ser importantes como posibles vectores de la enfermedad de Chagas en Colombia.

4.7.3 *Movimientos de población y reinfestación*

El control de los vectores de la enfermedad de Chagas se basa primordialmente en la fumigación de las viviendas infestadas con insecticidas piretroides. Sin embargo, después de la intervención inicial es importante proseguir la vigilancia entomológica para poder volver a tratar selectivamente cualquier nueva infestación. La reaparición de vectores domésticos podría deberse a movimientos de la población de triatominos, caso en el que las fuentes más cercanas y más probables serían los focos vecinos o, en algunos casos, los focos silvestres locales. Por otra parte, la reinfestación podría ser causada por individuos que hubieran sobrevivido al tratamiento insecticida inicial. Estas dos hipótesis han sido investigadas en estudios de campo mediante citogenética, MLEE y comparaciones morfométricas.

El cariotipo, definido por variación heterocromática, era el mismo en las poblaciones reinfestadora y anteriormente tratada, pero sistemáticamente distinto en las poblaciones vecinas (*65*). Esto es un importante indicio de que los insectos reinfestadores eran poblaciones residuales no alcanzadas por la anterior fumigación con insecticidas.

Las comparaciones morfométricas simples entre los insectos reinfestadores y los presentes en el mismo lugar y en las zonas vecinas antes de la aplicación de los insecticidas también parecen poder ayudar a distinguir las poblaciones residuales de la reinvasión procedente de otros focos. Esto se ha demostrado en una aldea de Bolivia infestada por *T. infestans* doméstica y rodeada de focos silvestres de la misma especie (*66*). Diez meses después de la fumigación se detectó infestación por *T. infestans* con características morfométricas similares a las de los insectos domésticos, lo cual respalda la hipótesis de que no hubo migración de insectos de los ecotopos silvestres a los domésticos. Cuando se combinaron los métodos isoenzimáticos y morfométricos para estudiar la reinfestación por *T. infestans* en las viviendas tras la aplicación de insecticidas, ambos confirmaron esta hipótesis.

4.7.4 *Movimientos de población históricos*

El conocimiento de la historia de los movimientos de población del vector tiene dos importantes consecuencias epidemiológicas. La primera es que en las regiones periféricas, de colonización reciente, hay más probabilidades de que la lucha antivectorial tenga resultados positivos; estas regiones suelen estar libres de focos silvestres. La segunda es que se puede realizar una mayor vigilancia en el centro de la dispersión geográfica, pues es ahí donde hay gran probabilidad de encontrar focos silvestres y un riesgo de reinfestación relativamente mayor. Con la utilización de marcadores genéticos ha sido posible reconstruir la historia de los movimientos de población de dos vectores: *T. infestans* y *R. prolixus*.

Se cree que *T. infestans* se extendió por la zona andina en la época del imperio inca y que después invadió las tierras bajas de Argentina, Brasil, Paraguay y Uruguay tras la conquista española. Las técnicas citométricas revelan que en el proceso de migración el genoma de *T. infestans* disminuyó hasta cerca de un 40% de su tamaño inicial (67).

En Centroamérica, el número medio de bandas por cebador fue la mitad del descubierto en Sudamérica, lo cual también podría indicar una reducción del tamaño del genoma. Los mismos especímenes eran más semejantes en Centroamérica que en Sudamérica, hecho que también sugiere una reducción de la variabilidad genética. Estas observaciones respaldan el origen sudamericano de *R. prolixus* y su reciente invasión de Centroamérica.

Los insectos de Centroamérica (Guatemala y Honduras) eran más semejantes que los de Colombia y también mostraban una disminución importante del número de bandas por cebador: de 12 en Colombia a 7,5 y 5,9 en Guatemala y Honduras, respectivamente. Estos datos también respaldan la hipótesis del origen sudamericano de *R. prolixus*.

5. Reservorios naturales

Originalmente, la enfermedad de Chagas fue una zoonosis que afectó a numerosos triatominos y mamíferos silvestres en zonas naturales en las que no había seres humanos ni animales domésticos. La enfermedad se extendió al medio doméstico y peridoméstico debido al contacto entre los seres humanos y los vectores en las zonas rurales y a los cambios de los biotopos naturales.

Los reservorios naturales de *T. cruzi* son los mamíferos domésticos, sinantrópicos y salvajes, incluido el ser humano, infectados por el parásito de forma natural. Dichos reservorios desempeñan un importante papel en el mantenimiento de los ciclos doméstico y silvestre de la enfermedad de Chagas y en la interacción entre ellos.

En el anexo 3 figura una lista de animales domésticos, peridomésticos y silvestres que constituyen reservorios de *T. cruzi*, así como su distribución geográfica en las Américas.

5.1 Reservorios domésticos y sinantrópicos

Los seres humanos son el reservorio doméstico más importante de *T. cruzi* en el ciclo doméstico. El análisis del contenido intestinal de triatominos de Brasil, Chile, Costa Rica y Venezuela mediante pruebas de precipitación con antisueros frente a mamíferos, aves, reptiles y anfibios reveló tasas globales de alimentación del 50,5–91% en seres humanos, del 46,3–80,8% en perros, del 0,1–8,8% en gatos y del 5,9–15,2% en gallinas. La esperanza de vida del ser humano, superior a 60 años, y el hecho de que la parasitemia puede seguir siendo positiva durante más de 40 años, indican que los seres humanos constituyen el reservorio más importante (*68*). Sin embargo, los perros y los gatos, con una longevidad media de siete años, desempeñan un papel importante en la dinámica de la transmisión en el entorno humano. Además, el xenodiagnóstico y la serología indican que gran número de mamíferos domésticos y sinantrópicos de Norteamérica, Centroamérica y Sudamérica son infectados por el parásito de forma natural. Entre dichos mamíferos figuran las cabras, ovejas, alpacas, cerdos, conejos, cobayas, ratas y ratones.

La proporción de reservorios infectados por *T. cruzi* varía según la situación epidemiológica local y depende de la densidad de los triatominos y de la proporción de estos que están infectados en el hogar o la unidad geográfica. La circulación del parásito en el ciclo doméstico es dinámica y los reservorios son infectados a edades tempranas por contacto con triatominos infectados.

En zonas donde *T. infestans* y otros vectores presentes con altas densidades constituyen el principal o el único vector domiciliario, en los perros y gatos se han observado altos porcentajes de infección por *T. cruzi*, que en ciertos casos superan los encontrados en seres humanos.

La transmisión sumamente eficiente de *T. cruzi*, la estrecha asociación trófica con *T. infestans*, la persistencia de la parasitemia independientemente de la edad, y las modalidades idóneas de exposición hacen que los perros sean importantes reservorios amplificadores en las comunidades rurales del centro y del norte de Argentina y un factor de riesgo para los seres humanos que viven en la misma vivienda. Los perros también pueden servir de centinelas naturales en la fase de vigilancia, ayudando a detectar la introducción de *T. cruzi* en el ciclo doméstico (*69, 70*).

Otros importantes reservorios domésticos del parásito son los conejos y cobayas, como ocurre en varios países andinos. Los cobayas, que en Bolivia y Perú suelen presentar altas tasas de infección por *T. cruzi*, desempeñan un importante papel epidemiológico como reservorios domésticos. Con frecuencia se crían dentro de la vivienda, en estrecho contacto con los seres humanos, y sirven como fuente de proteínas. A veces son transportados vivos a zonas distantes y no endémicas, con lo que contribuyen a la propagación del parásito.

Los marsupiales y roedores también se consideran importantes reservorios sinantrópicos de *T. cruzi*. Entre los reservorios domésticos menos importantes figuran las cabras, ovejas y alpacas. Excepcionalmente, se han comunicado altas tasas de infección por *T. cruzi* en cerdos jóvenes de zonas rurales de Pará (Brasil), relacionadas con casos humanos de enfermedad de Chagas y poblaciones domésticas de *Panstrongylus geniculatus*.

5.2 Reservorios salvajes

A lo largo de la mayor parte del continente americano se han descubierto más de 180 especies o subespecies de pequeños mamíferos salvajes, terrestres o arbóreos, pertenecientes a siete órdenes y 25 familias, que son infectados de forma natural por *T. cruzi* (véase el anexo 3). Por su amplia distribución y sus tasas de infección por *T. cruzi*, entre las especies o subespecies infectadas destacan: *Marsupialia* (*Didelphis* spp.), *Edentata* (*Dasypus novencintus*), *Chiroptera* (*Carollia perspicilata, Desmodus rotundus, Glossophaga soricina, Phyllostomus hastatus*), *Carnivora* (*Dusicyon griseus, Eira barbara, Nasua* spp.), *Rodentia* (*Akodon* spp., *Coendu* spp., *Dasyprocia* spp., *Sciurus* spp.) y *Primates* (*Alouatta* spp., *Ateles* spp., *Cebus* spp., *Saimiri* spp.). Entre los reservorios salvajes de importancia epidemiológica figuran algunos edentados, marsupiales y roedores que, por sus hábitat y condiciones locales favorables (deforestación, escardado, arado), desempeñan un importante papel en la conexión entre los ciclos silvestre y doméstico del parásito.

Tres especies y subespecies merecen especial atención: un marsupial, la zarigüeya (*Didelphis* spp.); un edentado, el armadillo (*Dasypus* spp.), y un roedor, el agutí (*Dasyprocta* spp.). Probablemente sean las zarigüeyas los reservorios salvajes más importantes, porque son omnívoras, muy prolíficas y sumamente adaptables desde el punto de vista ecológico, y porque tienen tasas altas de infección por *T. cruzi*, sin que haya pruebas de que contraigan la enfermedad. Se las ha encontrado en árboles, bromeliáceas, desvanes y tejados. Presentan una parasitemia muy duradera y pueden eliminar *T. cruzi* en la orina (*71*). Viven en estrecho contacto con diversas especies de triatominos, por lo que siempre están infectadas. Se puede detectar *T. cruzi* en las glándulas anales de zarigüeyas infectadas de forma natural, lo cual, junto con la excreción urinaria del parásito, favorecería la transmisión oral de *T. cruzi*, demostrada clínica y experimentalmente, a mamíferos susceptibles, entre ellos el ser humano, sin la participación de vectores. Este mecanismo de transmisión puede explicar los brotes de enfermedad de Chagas en zonas no endémicas, como algunos lugares de Brasil. En algunas partes del continente americano las zarigüeyas son muy apreciadas como alimento, lo que podría constituir a veces otro medio de transmisión oral de la infección por *T. cruzi* al ser humano. Otra posibilidad es que la infección se adquiera mediante el contacto de erosiones epidérmicas y pequeños cortes con la sangre u otras partes del cuerpo de los animales mientras son despellejados y preparados para ser cocinados.

Los armadillos, ampliamente distribuidos por todo el continente americano, desde EE.UU. hasta Argentina, están frecuentemente infectados; las tasas de infección oscilan entre el 5,4% y el 55,3%. Estos animales son importantes no sólo por su presencia cerca de las viviendas humanas, sino también por las condiciones especiales de hábitat que sus nidos les proporcionan a los triatominos. En los agutíes, distribuidos desde Costa Rica hasta Ecuador y Brasil, se han encontrado tasas de infección que oscilan entre el 5,4% y el 22,2%.

5.3 Importancia de las aves y otros vertebrados terrestres

Las aves, los reptiles y los anfibios son refractarios a la infección por *T. cruzi*, porque su sangre tiene sobre el parásito un efecto lítico mediado por el complemento. Sin embargo, desempeñan un papel importante como fuente de alimento para muchos triatominos, en particular en el caso de las aves. En lugares donde los triatominos se alimentan principalmente de sangre de gallinas y palomas, las tasas de infección por *T. cruzi* son una quinta parte de las observadas en los insectos que se alimentan de sangre humana y de mamíferos domésticos. No está claro si la presencia de aves en las viviendas es beneficiosa porque disminuye la tasa global de infección de los vectores por *T. cruzi* y porque las aves se comen los triatominos, o perjudicial porque se mantiene una mayor población total de insectos que cuentan con una abundante fuente de alimento.

Muchas aves silvestres albergan triatominos en sus nidos y contribuyen a su dispersión. En el sur de Brasil y en Uruguay se han descrito algunos casos de lagartos y sapos que sirven de fuente de alimento a ciertas especies de triatominos, como *T. rubrovaria*.

6. Epidemiología y tendencias de la incidencia

6.1 Modos de transmisión y factores ecológicos

6.1.1 *Transmisión por vectores*

T. cruzi es transmitido de forma vectorial a través de las excretas infectadas de los triatominos. La mayoría de los casos de enfermedad de Chagas se pueden atribuir a las principales especies de vectores domiciliados, a saber, *Panstrongylus megistus*, *Rhodnius prolixus*, *Triatoma brasiliensis*, *T. dimidiata* y *T. infestans*. Dichas especies son características de medios abiertos de Centroamérica y Sudamérica, ya sean zonas naturales (sabanas y praderas, mosaicos de praderas y bosques, bosques áridos y los valles andinos desérticos y semidesérticos) o ecotopos creados por el hombre.

Estudios recientes indican que en la naturaleza se pueden encontrar al menos dos grupos principales de poblaciones de *T. cruzi*. El primero está estrechamente vinculado con el ciclo silvestre, aparentemente provoca infecciones más leves y menor morbilidad en los seres humanos, y es más prevalente en Centroamérica y Norteamérica. El segundo está estrechamente relacionado con el ciclo doméstico y produce infecciones y morbilidad más importantes en los seres humanos. Existen algunas pruebas de que la distribución de estas poblaciones de parásitos está relacionada con la distribución y otras características de las especies vectoras, y de que esto tiene importantes consecuencias epidemiológicas en la enfermedad de Chagas humana. Las observaciones actuales en zonas endémicas revelan que la densidad doméstica de vectores infectados está estrechamente relacionada con el número de casos agudos, principalmente en grupos jóvenes, en los que la morbilidad y la mortalidad son mayores. A consecuencia de una lucha antivectorial eficaz, ha habido una pronunciada disminución, o incluso eliminación, de los casos agudos en zonas anteriormente endémicas de Argentina, Brasil, Chile y Uruguay.

6.1.2 *Transmisión por transfusiones de sangre*

Los movimientos migratorios de las zonas rurales a las zonas urbanas que se produjeron en América Latina a partir de los años sesenta cambiaron las características epidemiológicas tradicionales de la transmisión de *T. cruzi*. La infección, que había sido primordialmente rural, pasó a ser urbana y transmisible por transfusión de sangre.

En los dos últimos decenios, el número de donantes con serología positiva ha sido muy elevado en los países endémicos.

Actualmente, en la mayoría de los países de América Latina se ha establecido por ley la obligatoriedad de que los bancos de sangre dispongan de sistemas de análisis de los donantes para prevenir la transmisión de *T. cruzi* por transfusiones de sangre. Dicha transmisión no se limita a los países en los que la enfermedad es endémica. La migración de personas infectadas por *T. cruzi* plantea un problema de salud pública incluso en países en los que no hay transmisión vectorial del parásito, como Canadá y EE.UU., donde se han comunicado casos de transmisión de *T. cruzi* por productos sanguíneos.

La transmisión de la enfermedad de Chagas por transfusión depende de varios factores epidemiológicos, como el grado de parasitemia del donante, el número y el volumen de transfusiones recibidas, el tiempo transcurrido entre la recogida de la sangre y la transfusión, el estado inmunológico del receptor, etc. El riesgo de transmisión del parásito por una transfusión de una unidad de 500 ml de sangre total oscila entre el 12 y el 20%. *T. cruzi* también se puede transmitir por el plasma y los concentrados de hematíes. Los datos epidemiológicos revelan que la transmisión de la enfermedad de Chagas es más común tras la transfusión de sangre de los donantes pagados y en las transfusiones de sangre completa. En general, la aplicación de políticas nacionales eficaces en materia de bancos de sangre propicia una reducción drástica del riesgo de transmisión de la enfermedad de Chagas por transfusión.

6.1.3 *Transmisión congénita*

La prevalencia de la infección por *T. cruzi* en mujeres es muy variable en los diferentes países endémicos. La enfermedad de Chagas congénita en modo alguno está limitada a las zonas rurales, sino que también se notifica cada vez con mayor frecuencia en ciudades en las que no hay transmisión vectorial, pero a las que han migrado desde el campo numerosas mujeres infectadas en edad de procrear. Se han notificado casos de enfermedad de Chagas congénita en Argentina, Bolivia, Brasil, Chile, Colombia, Guatemala, Honduras, Paraguay, Uruguay y Venezuela. También se ha notificado un caso en Suecia, en el hijo de una inmigrante latinoamericana.

El riesgo de transmisión congénita parece variar según diferentes factores epidemiológicos, tales como la cepa del parásito, la parasitemia de la madre, la existencia de lesiones en la placenta y la región geográfica. Se ha calculado que el riesgo oscila entre el 1% o menos en Brasil y el 7% o más en algunas regiones de Bolivia, Chile y Paraguay. La transmisión congénita depende directamente de la prevalencia de la infección en mujeres fértiles que por lo general fueron infectadas por transmisión vectorial. En zonas endémicas en las que ya se está luchando contra los vectores, se puede esperar una disminución progresiva de la enfermedad congénita a medio y largo plazo.

6.1.4 *Transmisión por trasplante de órganos*

Ha habido casos de receptores de órganos de donantes con enfermedad de Chagas crónica que han sufrido enfermedad aguda y en cuya sangre periférica se ha aislado el parásito. Esto ha ocurrido con mayor frecuencia tras los trasplantes renales. Los trasplantes de corazón, médula ósea y páncreas de donantes vivos y muertos son también posibles causas de transmisión de la enfermedad de Chagas; se han notificado casos en Argentina, Brasil, Chile y Venezuela (véanse también las págs. 15–19).

6.1.5 *Transmisión accidental*

Se ha notificado la transmisión accidental de la enfermedad de Chagas humana en varias situaciones, como en laboratorios y hospitales de países endémicos y no endémicos. Se han registrado más de 70 casos bien documentados en técnicos, médicos e investigadores al manipular diferentes tipos de materiales contaminados, como excretas de triatominos, cultivos de parásitos y sangre infectada de seres humanos y animales (véase el anexo 1).

6.1.6 *Transmisión oral*

En diversas epidemias que han tenido lugar en Brasil, Colombia y México se ha documentado la transmisión oral de la enfermedad de Chagas tras la ingestión de alimentos contaminados con triatominos infectados o sus excretas.

6.1.7 *Factores ecológicos*

Las características epidemiológicas de las infecciones por *T. cruzi* muestran que en extensas zonas de Sudamérica la transmisión estaba originalmente limitada a ciclos concretos en medios boscosos tropicales, donde los triatominos se alimentaban de pequeños mamíferos, sin que los seres humanos intervinieran en el ciclo natural. La misma situación persiste hoy en el medio natural. La presencia de *T. cruzi* no parece afectar en gran medida a los triatominos ni a los mamíferos infectados de forma natural, lo cual sugiere un equilibrio entre especies a consecuencia de largos periodos de adaptación.

La enfermedad de Chagas humana se desarrolló cuando los seres humanos entraron en contacto con los focos naturales de infección y perturbaron el medio ambiente, con lo que los triatominos infectados se trasladaron a las viviendas humanas. Así comenzó el proceso de adaptación a las viviendas humanas y de domiciliación en ellas, gracias al cual los vectores tuvieron acceso directo a alimento abundante y quedaron protegidos de los cambios climáticos y de los predadores.

Entonces los seres humanos pudieron ser infectados por accidente o por añadidura a la ya gran diversidad de huéspedes de *T. cruzi*, entre los que también hay otros primates. Los factores medioambientales, como las condiciones climáticas, influyen en la tasa de aumento de las poblaciones de triatominos. Se han determinado las características estacionales de abundancia y estructura de edad de las poblaciones domiciliarias de triatominos. La temperatura, la humedad relativa y la iluminación modifican la conducta de los triatominos en relación, por ejemplo, con la puesta de huevos, la ecdisis, las pautas reproductoras y los hábitos alimentarios. En general, la población aumenta en verano y disminuye en invierno.

El tamaño de la población depende de la disponibilidad de huéspedes. Cuando hay un número fijo de huéspedes, inicialmente se produce un aumento de la población, pero, cuando aumenta la densidad de los triatominos, cada insecto tiende a consumir menos sangre por efecto de la competencia. Finalmente, la disminución de la nutrición reduce el desarrollo de las ninfas y la puesta de huevos por las hembras, lo que lleva a los machos a alejarse. Esos factores tienden a reducir la densidad de población de los triatominos.

Los triatominos tienen cuatro mecanismos de dispersión, a saber, pasiva y activa y, en el caso de los adultos alados, terrestre y aérea. La dispersión pasiva depende de la conducta humana: por ejemplo, el transporte pasivo en ropas, vehículos, etc., o la recogida de leña en el entorno peridoméstico. Las aves con huevos o ninfas de triatominos en sus plumas también pueden contribuir a la dispersión.

La dispersión activa mediante el vuelo está relacionada con la necesidad de alimentarse. En los triatominos domiciliados, una alta densidad de población provoca escasez de alimento y causa la dispersión activa de los adultos a otras casas.

En las poblaciones silvestres, la destrucción del hábitat y la desaparición de los huéspedes puede causar la dispersión de los triatominos a viviendas rurales. La distancia de vuelo no supera los 200 metros en el caso de *T. infestans*, pero otras especies domésticas, como *R. prolixus*, o silvestres, como *T. sordida* y *T. guasayana*, pueden volar más de 500 metros.

6.1.8 *Cambios medioambientales antropogénicos*

La adaptación de los triatominos al medio doméstico se ha producido principalmente en las zonas naturales abiertas de América Latina. Los asentamientos y la colonización humana han cambiado espectacularmente el medio natural, en particular mediante una extensa deforestación. La respuesta de las poblaciones de triatominos a la escasez de fuentes alimentarias y abrigo natural fue la colonización de las viviendas humanas. Por otra parte, en varias zonas chagásicas tradicionales, el desarrollo agrícola y otras formas de gestión medioambiental han propiciado una considerable simplificación del hábitat. Con ello se ha reducido en gran medida el riesgo de invasión de las casas y, a consecuencia de ello, los focos naturales de triatominos han dejado de existir. Sin embargo, cuando las actividades humanas se extienden a regiones como la cuenca amazónica, en las que hay muchas especies silvestres, la transmisión vectorial de la infección por *T. cruzi* se propaga a zonas en las que antes estaba ausente.

6.2 Prevalencia y distribución geográfica de la enfermedad

La calidad de los datos sobre la prevalencia y la distribución de la enfermedad de Chagas mejoró gracias a los estudios epidemiológicos llevados a cabo entre 1980 y 1985 en países en los que anteriormente no se disponía de información exacta. Dichos estudios han aportado la única base de datos con la que se puede comparar la reducción actual de la incidencia de la infección humana. Dicha reducción del número de nuevos casos de infección es consecuencia del éxito de las actividades de la lucha antivectorial, que han logrado interrumpir la transmisión de la enfermedad de Chagas en Chile, Uruguay y la mayor parte de Brasil.

Con base en estudios a escala nacional, en 1985 se calculaba que unos 100 millones de personas, es decir, el 25% de los habitantes de América Latina, corrían el riesgo de contraer la enfermedad y que la prevalencia global de la infección humana por *T. cruzi* en los países endémicos ascendía a 17,4 millones de casos. A partir de estudios realizados en Brasil, en general se acepta que el 10 a 40% de la población infectada padecerá enfermedad clínicamente manifiesta; así pues, se puede suponer que entre 4,8 y 5,4 millones de personas, aproximadamente, tenían cambios clínicos atribuibles a la enfermedad de Chagas (véase el cuadro 3).

Cuadro 3
Prevalencia de la infección humana por *T. cruzi* en América Latina, 1980–1985

País	Tamaño de la muestra	Porcentaje de infectados	Población en riesgo (×1000)	Porcentaje de la población total	Número de personas infectadas (×1000)
Grupo I[a]					
Argentina	SD	10,0	SD	23	2 640
Brasil	1 352 917[b]	4,2	41 054	32	6 180
Chile	13 514[b]	16,9	11 600	63	1 460
Honduras	3 802	15,2	1 824	47	300
Nicaragua	SD	SD	SD	SD	—
Paraguay	4 037[b]	21,4	1 475	31	397
Uruguay	5 924[b]	3,4	975	33	37
Venezuela	5 696[b]	3,0	12 500	72	1 200
Grupo II[c]					
Bolivia	56 000[b]	24,0	1 800	32	1 300
Colombia	20 000	30,0	3 000	11	900
Guatemala	3 952	16,6	4 022	54	1 100
Grupo III[d]					
Costa Rica	1 420	11,7	1 112	45	130
Ecuador	532	10,7	3 823	41	30
El Salvador	524	20,0	2 146	45	900
México	SD	SD	SD	SD	—
Panamá	1 770	17,7	898	47	200
Perú	92	9,8	6 766	39	621
Total			*92 895*	*25*	*17 395*

SD = sin datos.
[a] Grupo I: países en los que se están ejecutando programas de control y las actividades de control son sistemáticas.
[b] Muestras demográficas estadísticamente representativas del país.
[c] Grupo II: países en los que recientemente se han organizado programas de control y se han iniciado las actividades de control.
[d] Grupo III: países sin programas de control.

Conviene observar que la prevalencia, la incidencia y la mortalidad de la enfermedad están cambiando constantemente a consecuencia de la migración, del efecto de los programas de control y de los cambios de las condiciones socioeconómicas. En las secciones 8.1.6 y 8.1.7 se presentan los datos sobre la disminución de la incidencia de casos de infección por *T. cruzi* en los últimos 10 años a consecuencia de la lucha antivectorial.

A continuación se ofrece una breve relación de la situación epidemiológica en cada uno de los países endémicos.

Argentina. La zona de transmisión abarca las regiones al norte del paralelo 44° 45′ S, que representan el 60% del país. El principal vector es *T. infestans*. En 1983, la prevalencia de la infección en los varones de 18 años de edad que comenzaban el servicio militar era del 5,8%, mientras que en 1993 era del 1%, es decir, una reducción del 83% en la incidencia de la infección en ese grupo de edad. En 1990 se calculaba que había unos 2,33 millones de personas infectadas, un 30% de las cuales presentarían manifestaciones clínicas cardiacas. En 1999, el 82% de la zona endémica había sido tratada y estaba sometida a vigilancia entomológica; *T. infestans* se encontraba en el 1,2% de las casas. En el 18% restante de la zona endémica, que se encontraba en la fase de ataque, *T. infestans* estaba presente en el 13,5% de las casas y en el 11,4% de la zona peridomiciliaria. En 1999, la prevalencia de la seropositividad en los bancos de sangre era del 4,1%, frente al 8,7% en 1983. En 13 provincias endémicas, el 6,5% de 66 800 embarazadas estaban infectadas por el parásito.

Belice. La única especie vectora que tiene importancia epidemiológica es *T. dimidiata*, que está limitada al medio natural. Hay casos esporádicos de insectos adultos atraídos por la luz en la periferia de ciudades y aldeas. Se tamiza toda la sangre de los bancos de sangre y la prevalencia entre los donantes es inferior al 1%.

Bolivia. El principal vector es *T. infestans*. La zona endémica abarca el 80% de los más de un millón de km^2 del país e incluye siete de los nueve departamentos. En 1982 se calculaba que 1,3 millones de personas estaban infectadas y que habría alteraciones electrocardiográficas en el 26% de ellas. La tasa de infestación de las casas por triatominos era del 41,2% y el 30,1% de los vectores estaban infectados por *T. cruzi*. En Santa Cruz, más del 50% de los donantes de sangre eran seropositivos.

Brasil. El principal vector es *T. infestans*, pero *T. brasiliensis* y *P. megistus* también participan en la transmisión de la enfermedad. Se ha reducido la infestación de las casas por *T. infestans*: en 1975 los agentes del programa de control capturaron 166 000 insectos en las zonas endémicas, pero en 1999 sólo se capturaron 611 en las mismas zonas, lo cual representa una reducción del 99,7% en la infestación de las viviendas por ese vector.

En 1975 la zona endémica abarcaba 3,6 millones de km^2, es decir, el 36% de la superficie del país. Se trata de la mayor zona endémica del continente y comprende 2493 municipios de los estados de Alagoas, Bahía, Ceará, Espírito Santo, Goiás, Maranhão, Mato Grosso do Sul, Minas Gerais, Pará, Paraíba, Paraná, Pernambuco, Piauí, Río de Janeiro, Rio Grande do Norte, Rio Grande do Sul, São Paulo, Sergipe, Tocantins y el Distrito Federal. El porcentaje de personas infectadas que sufren trastornos patológicos es variable, pero 15 a 20 años después de la infección inicial se encuentran electrocardiogramas anormales en el 15–30% de las personas seropositivas. La mayoría de las notificaciones de casos digestivos con visceromegalia proceden de Bahía, Goiás, Minas Gerais y São Paulo, y representan el 10% de la población infectada. Las tasas de infección en el grupo de 0 a 7 años de edad han disminuido del 5,0% en 1980 al 0,28% en 1999: una reducción del 95%. Además, la tasa de prevalencia de sangre infectada en los bancos de sangre ha disminuido en un 90%: del 7,0% en 1980 al 0,73% en 1998.

Chile. El vector implicado en la transmisión era *T. infestans*, pero su número ha experimentado una pronunciada reducción y se ha interrumpido la transmisión vectorial. La transmisión ocurría en las zonas rurales y suburbanas de la mitad septentrional del país, entre los paralelos 18° 30′ S y 34° 36′ S. La zona endémica abarcaba 350 000 km^2, el 46% del país. Desde 1976 es obligatorio el tamizaje de la sangre en los bancos de sangre de las zonas endémicas. La prevalencia en los bancos de sangre se ha reducido al 0,5–2,6% en dichas zonas. En 1999, una Comisión Internacional declaró a Chile libre de la transmisión de la enfermedad de Chagas.

Colombia. La principal especie vectora es *R. prolixus*, pero *T. dimidiata* también participa en la transmisión de *T. cruzi* a los seres humanos. Se ha calculado que aproximadamente el 5% de la población está infectada y casi el 20% corre el riesgo de ser infectada. Los departamentos con el mayor endemismo son Arauca, Boyacá, Casanare, Cundinamarca, Meta, Norte de Santander y Santander. En 1995 se estableció la obligación de tamizar la sangre en los bancos de sangre de todo el país y ahora se tamiza toda la sangre donada. Los datos actuales muestran que la prevalencia de donantes infectados es del 2,1%. El programa nacional de lucha antivectorial se estableció en 1997.

Costa Rica. El principal vector es *T. dimidiata*. Los vectores se encuentran en la llanura central y se extienden principalmente por las regiones noroeste y sudoeste del país. En algunos bancos de sangre que participaron en un estudio en 1987 se encontró una seroprevalencia del 1–3%.

Ecuador. El principal vector es *T. dimidiata*. La tasa de transmisión más alta corresponde a la región costera, incluidas las provincias de El Oro, Guayas y Manabí. La mayoría de los casos humanos han sido diagnosticados en Guayaquil, capital de la provincia de Guayas. Se calcula que más de 30 000 personas están infectadas y que 3,8 millones corren el riesgo de contraer la infección. Además, se calcula que no más del 1% de los donantes de sangre están infectados en todo el país.

El Salvador. T. dimidiata es el principal vector. *R. prolixus* se detectó en el país en los años ochenta, pero ha desaparecido durante los últimos 10 años. Los vectores están presentes en el 30–80% de las viviendas de las zonas rurales y en los municipios pequeños o medianos. En 1998 se calculaba que la prevalencia de la infección en la población total era del 7%.

Estados Unidos de América. Se han detectado vectores y reservorios silvestres de *T. cruzi* en la mayoría de los estados meridionales y centrales. Aunque sólo se han notificado tres infecciones humanas autóctonas, el gran número de inmigrantes procedentes de países del sur, muchos de los cuales pueden estar infectados por *T. cruzi*, puede hacer que sea necesario tamizar la sangre de los donantes de sangre para transfusión y de órganos para trasplante. *T. barberi, T. lectalana, T. protracta, T. recurva* y *T. rubides* son los triatominos más importantes, que se suelen encontrar en pequeños marsupiales capturados en ecotopos salvajes de los estados meridionales y que en algún momento fueron infectados por *T. cruzi*.

Guatemala. T. dimidiata se encuentra en 18 de los 22 departamentos, y *R. prolixus* en 5 de ellos. La tasa de infestación oscila entre el 12 y el 35%. El sistema de tamizaje en bancos de sangre es deficiente y la prevalencia de donaciones de sangre seropositiva es de hasta un 8% en algunas zonas.

Honduras. El principal vector, *R. prolixus*, está presente en 12 departamentos y el segundo vector, *T. dimidiata*, en 16. Los vectores están presentes en los departamentos de Atlántida, Choluteca, Colón, Comayagua, Copán, Cortes, Francisco Morazán, Intibuca, Lempira, Ocotepeque, Olancho, El Paraíso, La Paz, Santa Bárbara, Valle y Yoro. En 1983, las tasas de infestación más altas se encontraban en los departamentos occidentales y orientales y en la región meridional. Se calcula que aproximadamente la mitad de la población está en riesgo. En los vectores se han registrado tasas de infección del 32% o más. La manifestación clínica más frecuente es la cardiopatía. Toda la sangre destinada a transfusión es analizada para detectar la infección, y en 1999 la seroprevalencia en los donantes de sangre era del 1,65%, frente al 11% en 1985.

México. Se encuentran vectores y mamíferos infectados en los estados de Chiapas, Guanajuato, Guerrero, Hidalgo, Jalisco, México, Michoacán, Morelos, Nayarit, Oaxaca, Puebla, Sonora, Yucatán y Zacatecas. La mayor prevalencia de la enfermedad corresponde a los estados de la costa del Pacífico, de Chiapas a Nayarit, a la península de Yucatán y a algunas zonas centrales del país. Aunque la mayoría de las infecciones humanas y de las formas clínicas se consideran leves, ha habido informes recientes de algunos casos de visceromegalia. México no ha introducido el tamizaje sistemático de la sangre para detectar *T. cruzi* en los bancos de sangre, a los que todos los años se hacen 850 000 donaciones y en los que unas 12 760 unidades de sangre podrían estar infectadas.

Nicaragua. *T. dimidiata* está presente en 14 de los 17 departamentos y *R. prolixus* en 5. En el 70% de los bancos de sangre se analiza la sangre destinada a transfusiones para ver si está infectada.

Panamá. El principal vector es *R. pallescens*, que se encuentra en viviendas en el distrito de Chorrera y también está presente en las palmeras en el medio natural. *T. dimidiata* también es un vector importante. No es obligatorio tamizar la sangre para detectar la infección en los bancos de sangre y no hay programas de lucha antivectorial.

Paraguay. El principal vector es *T. infestans*. La enfermedad de Chagas se considera endémica en todas las zonas rurales. Estudios aislados indican que la prevalencia de la infección humana varía entre el 10% en la región de Misiones y el 20% en el departamento de Cordillera. La tasa aproximada de transmisión congénita en todo el país es del 7%. Se tamiza toda la sangre destinada a transfusiones y en 1999 la seroprevalencia en donantes de sangre fue del 5%.

Perú. La mayor prevalencia de la infección humana se encuentra en los departamentos de Arequipa, Ica, Moquegua y Tacna. La región meridional, donde se encuentran dichos departamentos, alberga al 7,7% de la población del país, con unas 394 000 viviendas infestadas por *T. infestans* y 24 000 personas infectadas. En los últimos años se han detectado varios casos de enfermedad de Chagas aguda en dichos departamentos. En los bancos de sangre no se hace un tamizaje sistemático de la sangre en busca de *T. cruzi*. En 1993 una encuesta entre donantes en Lima reveló una prevalencia del 2,4%.

Uruguay. *T. infestans* era el único vector doméstico. En 1997 se eliminó esa especie de las viviendas del país. En 1975 la zona endémica abarcaba aproximadamente 125 000 de los 187 000 km^2 de superficie total del país, incluidos los departamentos de Artigas, Cerro Largo, Colonia, Durazno, Flores, Florida, Paysandú, Río Negro, Rivera, Salto, San José, Soriano y Tacuarembó. La tasa de prevalencia de la infestación de casas disminuyó del 5,65% en 1983 al 0,30% en 1997. La tasa de prevalencia de la infección por *T. cruzi* disminuyó en la totalidad de la población del 5% en 1980 al 0,06% en 1999. Las encuestas serológicas llevadas a cabo en 1997 en niños de 0 a 4 años revelaron que se había interrumpido la transmisión de la enfermedad de Chagas.

Venezuela. R. prolixus es el vector más importante. La zona endémica comprende 591 municipios, que abarcan 700 000 km^2, con una población aproximada de 12 millones en 1987. La distribución geográfica de la enfermedad de Chagas en Venezuela está limitada a las regiones andinas y costeras, y las tasas de infestación son inferiores al 1,1%, excepto en los estados de Barinas, Lara y Portuguesa, cuyas tasas de infestación ascienden al 2,9%. Se calcula que el programa nacional de control ha cubierto al 71,1% de las zonas endémicas y hasta la fecha se han construido más de 500 000 casas rurales que proporcionan vivienda a casi tres millones de habitantes. En 1999, la incidencia de casos de infección en el grupo de 0 a 4 años de edad había disminuido al 0,1%, desde el 1% en 1991. Desde 1988 es obligatorio tamizar la sangre de los donantes y los datos actuales muestran tasas de seroprevalencia muy bajas (0,78%).

6.3 Tendencias y cambios epidemiológicos en el periodo 1983–2000

En 2000, las actividades de lucha antivectorial en los países de la Iniciativa del Cono Sur (Argentina, Bolivia, Brasil, Chile, Paraguay y Uruguay: véase la sección 8.1) habían reducido la incidencia de la infección en niños y adultos jóvenes en un 60% en Paraguay y en un 99% en Uruguay, como revelan los datos serológicos (véanse la fig. 3 y el cuadro 4). En Venezuela, los datos sobre los diferentes grupos de edad muestran que las cohortes sucesivas han tenido una menor incidencia de infección en el periodo 1959–1999; en 1999 la incidencia en el grupo de 0 a 9 años de edad había disminuido al 0,1%.

Como ya se ha dicho, Uruguay se declaró libre de transmisión en 1997 (véase la pág. 71) y Chile en 1999 (véase la pág. 73). En 2000 se certificó la ausencia de transmisión en 8 de los 12 estados endémicos

Cuadro 4
Infección humana por *T. cruzi* y reducción de la incidencia de la enfermedad de Chagas en países de la Iniciativa del Cono Sur, 1983–2000

País	Grupo de edad (años)	Infección en 1983 (tasas × 100)	Infección en 2000 (tasas × 100)	Reducción de la incidencia (%)	Referencias
Argentina	18	5,8	1,2[a]	80,0	74, 75
Brasil	0–4	5,0	0,28	95,0	76, 77
Chile	0–10	5,4	0,38	94,0	78, 79
Paraguay	18	9,3	3,9	60,0	75, 80
Uruguay[a]	6–12	2,5	0,06	99,0	81, 82

[a] Datos correspondientes a 1993.

Figura 3
Tendencias en la reducción de la incidencia de la infección por *T. cruzi* en diferentes grupos de edad, Iniciativa del Cono Sur, 1980–2000

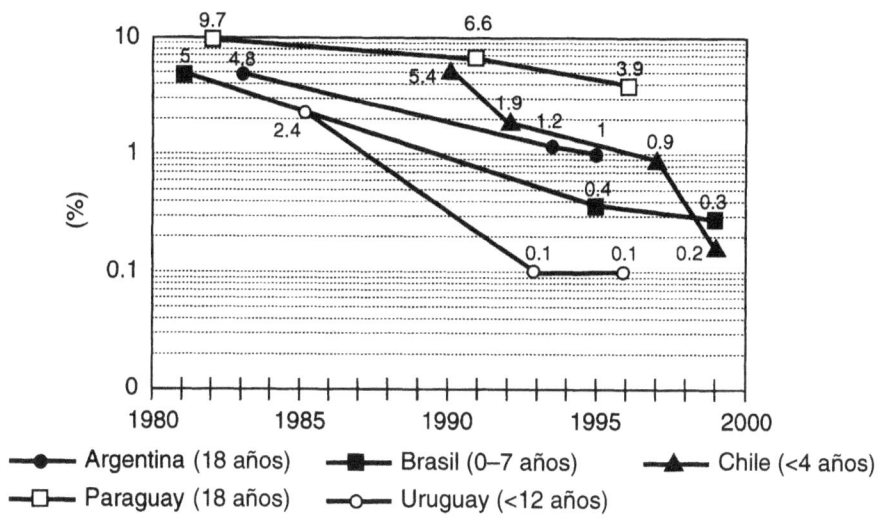

de Brasil. La reducción media de la incidencia en los países de la Iniciativa del Cono Sur es de 94%, por lo que en 2005 quedará interrumpida la transmisión de la enfermedad de Chagas en los seis países participantes en la Iniciativa (72, 73). La reducción de la transmisión en esos países ha disminuido la incidencia de la enfermedad de Chagas en toda la América Latina en más de un 65%: de unos 700 000 nuevos casos al año en 1983 a menos de 200 000 casos al año en 2000.

Desde el lanzamiento de la Iniciativa en 1992 se han logrado avances continuos, como revelan los datos epidemiológicos y entomológicos.

7. Prevención y control

Como la enfermedad de Chagas es una zoonosis, no se puede erradicar. Además, el gran número de reservorios animales hace que sea imposible eliminar todas las fuentes de infección. No se dispone de medicamentos que se puedan utilizar a gran escala con vistas a reducir, aunque sólo sea parcialmente, las posibilidades de transmisión, y no hay una vacuna para proteger a las personas susceptibles. En consecuencia, las únicas formas viables de reducir las oportunidades de interacción entre los seres humanos y los vectores es la lucha contra la transmisión vectorial, utilizando insecticidas para matar los triatominos domiciliados, y el mejoramiento de las casas, a fin de que resulten más difíciles de colonizar por los vectores.

7.1 Control químico

La lucha antivectorial con insecticidas es eficaz y se ha comprobado que interrumpe la transmisión, porque las especies más antropofílicas y las que están mejor adaptadas a las viviendas humanas o son epidemiológicamente más importantes son introducidas con frecuencia mediante el transporte pasivo por los seres humanos y no están presentes fuera de las casas. No es probable que las especies con bajo potencial vectorial y mal adaptadas a las viviendas humanas se introduzcan en zonas de las que no sean nativas.

Está claro que la utilización de un método de control no excluye la utilización de otros. El control químico complementa el mejoramiento de las casas y viceversa.

En el pasado hubo cierta resistencia a la utilización a gran escala de medidas de control químico por el riesgo de contaminación medioambiental. Además, se creía que la utilización de substancias químicas representaba un control sólo temporal, a diferencia de las medidas de control físico, como el mejoramiento de las casas. Los insecticidas utilizados actualmente (piretroides sintéticos) tienen escasa toxicidad directa para los seres humanos, y el riesgo de intoxicación indirecta por ingestión o contacto con la piel es insignificante, dado que el insecticida se aplica a superficies con las que el contacto humano es mínimo. Se ha demostrado que es posible eliminar los principales triatominos vectores. Cuando se sabe que el vector domiciliado está presente y se está produciendo la transmisión, que debe ser controlada rápidamente, ya no se pone en entredicho la utilización de insecticidas de acción residual. Entonces el control químico del vector es imperativo, en vista de la gravedad de la enfermedad. Cuando la infestación está limitada geográficamente y la infestación residual es persistente, otra opción es el mejoramiento físico de las viviendas, incluida la zona peridomiciliaria.

El control químico se ve facilitado si el vector:

— tarda mucho tiempo en repoblar las zonas tratadas;
— carece de movilidad y se extiende lentamente;
— pasa por todas sus fases de desarrollo en el mismo hábitat y todas ellas carecen de resistencia a las substancias químicas utilizadas;

— tiene un repertorio génico escaso y poca capacidad para desarrollar resistencia.

7.1.1 *Especies nativas e introducidas*

Para luchar contra las especies nativas y las introducidas en una zona determinada, son necesarios métodos diferentes, ya que el nivel de control que hay que lograr es diferente en cada caso. Con las especies introducidas, el objetivo puede ser la eliminación completa, es decir, la interrupción definitiva de la transmisión. Con las especies nativas, la meta debe ser mantener las viviendas libres de colonias intradomiciliarias. Después, la interrupción de la transmisión requiere un control químico periódico y una vigilancia entomológica continua.

Los requisitos mínimos para la transmisión domiciliaria son la presencia del vector en la casa, la presencia de un vector infectado y la colonización de la casa por este último. En consecuencia, para lograr el control será suficiente con que no se dé cualquiera de las tres condiciones.

Con las especies introducidas, respecto de las cuales la meta es la eliminación total, el descubrimiento de un único triatomino — independientemente de su fase de desarrollo y de si está o no infectado —, es decir, la infestación intradomiciliaria o peridomiciliaria, debe ser razón suficiente para que se inicie el control. En el caso de las especies nativas, para cuyo control la única meta posible es la de mantener las casas libres de colonias de vectores, se debe iniciar el control si se detecta colonización intradomiciliaria. Si se encuentran ninfas dentro de la casa, eso por sí solo debe ser suficiente para la adopción inmediata de medidas de control. Por otra parte, los métodos operativos deben variar según las metas del control.

En zonas que no hayan sido antes objeto de control, se puede utilizar el mismo tratamiento químico intradomiciliario, a saber, la fumigación intradomiciliaria y peridomiciliaria con insecticidas de acción residual, en dos ciclos selectivos sucesivos por localidad infestada a intervalos de seis meses o un año. Los dos requisitos que se deben satisfacer en cualquiera de esas operaciones son los de contigüidad espacial y continuidad temporal.

Antes de aplicar el tratamiento es necesaria una investigación entomológica para obtener información sobre el número de especies presentes, su dispersión y sus tasas de infestación. Al mismo tiempo, se debe emprender un estudio geográfico que incluya un censo y la identificación de los servicios y recursos locales que pueden ser útiles para la operación y la posterior vigilancia entomológica, con vistas a la monitorización permanente de la situación. En este aspecto, para que la vigilancia sea eficaz, son esenciales la participación de la población y el apoyo de los servicios locales de salud, además de otros servicios y recursos locales.

Después del tratamiento inicial con dos ciclos de fumigación, todas las actividades posteriores dependerán del tipo de vector prevalente en la zona y de si se trata de una especie nativa o introducida.

Especies introducidas
En la Iniciativa del Cono Sur, destinada a eliminar *T. infestans* (véase la sección 8.1), la eliminación se definió como la ausencia de *T. infestans* durante un mínimo de tres años tras el establecimiento de la vigilancia entomológica.

Después de los dos ciclos iniciales de ataque con insecticida se debe iniciar la vigilancia, que debe combinar preferentemente la búsqueda activa por parte del personal del programa y la notificación por parte de la población y de los servicios de salud locales. Si se encuentra algún triatomino, aunque sea en una única casa, se debe someter toda la localidad a un tratamiento químico completo. Cada caso debe enfocarse según sus características particulares. Por ejemplo, en una localidad muy extensa y dispersa con una única zona vulnerable a la infestación por triatominos debido a la naturaleza de las casas, sólo se deben tratar las casas vulnerables.

El tratamiento dependerá de la importancia epidemiológica de las especies de que se trate. Así, *T. infestans* es importante en el Cono Sur, mientras que *R. prolixus* es importante en Centroamérica y en gran parte de los países andinos, donde los vectores están estrictamente domiciliados.

Especies nativas
La importancia de las especies nativas como vehículos directos de la infección por *T. cruzi* en el medio doméstico es muy variable; así pues, su control después del ataque inicial requiere estrategias diferentes. Por ejemplo, algunas especies pueden ser más o menos antropofílicas o estar más o menos adaptadas a las viviendas humanas y pueden tener mayor o menor capacidad para invadir las viviendas humanas; el grado de infección por el parásito también es variable.

Se han propuesto diversas clasificaciones de las especies nativas a partir de sus diferencias. Desde el punto de vista de la capacidad de los vectores para establecer colonias intradomiciliarias, hay que tener en cuenta al menos las cuatro posibilidades siguientes, según la especie de que se trate:

- Grupo 1: especies nativas que con frecuencia colonizan las viviendas y tienen tasas altas o moderadas de infección; por ejemplo, *T. brasiliensis* y *T. dimidiata*.
- Grupo 2: especies nativas que colonizan las viviendas con escasa frecuencia y tienen tasas bajas de infección o escasa antropofilia; por ejemplo, *T. maculata* y *T. sordida*.
- Grupo 3: especies nativas salvajes con tendencia a adaptarse a las viviendas humanas; por ejemplo, *T. rubrovaria*.
- Grupo 4: especies nativas estrictamente salvajes, como *Psammolestes arturi* (véase la pág. 44).

Con base en esta clasificación, la vigilancia y el tratamiento aplicados después del primer ataque deben ser los siguientes:

- Grupo 1: se deben hacer encuestas entomológicas cada dos años, procediéndose al tratamiento químico selectivo de las localidades en las que se encuentren colonias intradomiciliarias.
- Grupo 2: se deben hacer encuestas entomológicas cada dos años, procediéndose al tratamiento químico selectivo de las casas en las que se encuentren colonias intradomiciliarias. Con respecto a los grupos 1 y 2, las infestaciones peridomiciliarias masivas señalan la necesidad de fumigar selectivamente todas las casas afectadas, aun cuando no se encuentren colonias en ellas, por la necesidad de reducir la presión de la invasión y evitar la colonización de la casa, cosa que puede ocurrir cuando se agoten las fuentes de alimentos en la zona peridomiciliaria.
- Grupo 3: puede haber un mayor intervalo entre las encuestas o se puede hacer la vigilancia sólo cuando la población lo solicite. Se puede limitar el tratamiento a las casas en las que se haya demostrado la presencia de colonias de triatominos.
- Grupo 4: no requiere la adopción de medida alguna.

7.1.2 *Insumos y equipo*

Los piretroides sintéticos son los insecticidas más idóneos por su baja toxicidad para los seres humanos, su potente efecto triatomicida y su acción repelente. Como actúan a un tiempo como fuertes repelentes e insecticidas, los piretroides sintéticos presentan la ventaja de que, incluso cuando los triatominos estén profundamente atrincherados en las paredes, se ven obligados a salir y entonces entran en contacto con los productos inmediatamente después de su aplicación, cuando su efecto insecticida es más intenso. El resultado es una tasa elevada de mortalidad inmediata, con lo que las colonias de triatominos son destruidas rápidamente. Como existen muchos productos con una acción similar, es importante asegurarse de que se utiliza la mínima dosis eficaz. Los fumigadores más utilizados son los manuales, de presión variable.

7.1.3 *Organización de los programas*

La lucha antivectorial ha adoptado siempre la forma de campañas nacionales, de carácter marcadamente vertical, en las que las decisiones se adoptan técnicas en el nivel central y la ejecución de las operaciones corre a cargo del personal especializado del programa. Este modelo organizativo ha garantizado la coordinación idónea de las operaciones y la utilización de los mismos métodos por todos los participantes. En el caso de la enfermedad de Chagas, que por su cronicidad produce muy poca demanda social de servicios de asistencia médica, las repercusiones de las campañas en la transmisión vectorial han sido innegables.

Sin embargo, ha habido un cambio gradual del modelo organizativo, pues el traspaso de competencias administrativas y la descentralización operativa han coincidido con la necesidad de llevar a cabo actividades de vigilancia. Se trata de algo particularmente oportuno, dado que el nivel local debe ser el encargado de llevar a cabo dichas actividades. Por otra parte, hay riesgos relacionados con la descentralización, como una pérdida de notoriedad y prioridad, por la necesidad de satisfacer otras demandas más inmediatas o recientes, lo que puede provocar una falta de coordinación entre zonas que pueden tener sistemas administrativos diferentes en los niveles municipal, provincial y estatal.

7.2 Control físico

El control físico significa velar por que las casas no brinden condiciones favorables para la colonización exterior o interior por los vectores. Fuera de la casa, se deben alejar los corrales para animales, y se deben mejorar otras estructuras, como en el caso de los hornos de barro, por ejemplo, enluciéndolos. Dichas estructuras deben ser las primeras en ser mejoradas, ya que contienen la mayoría de los vectores y, por su mayor exposición al viento, al sol y a la lluvia, son las más difíciles de fumigar eficazmente. La selección de los materiales de construcción depende de su disponibilidad y de los conocimientos técnicos de los miembros de la comunidad encargados del mejoramiento de las casas.

Cuando se vayan a utilizar nuevos materiales de construcción, también se deben tener en cuenta las necesidades de mano de obra, porque se necesitará personal especializado, lo cual no sólo aumenta los costos, sino que, además, requiere más tiempo y, por lo tanto, retrasa el mejoramiento.

Serán necesarios cursos de formación para los interesados en mejorar sus condiciones de vida. Para ello, en cada comunidad se debe emplear a un constructor que imparta los conocimientos especializados necesarios con vistas al mejoramiento de las casas. Para reducir costos, se recomienda la utilización de materiales locales.

La vigilancia entomológica es muy importante allí donde estén implicadas especies nativas, y las comunidades deben mantener una vigilancia continua para garantizar la detección temprana de la reinfestación.

El mejoramiento de las viviendas no sólo mejora la salud y la calidad de vida de las personas, sino que, además, protege contra la enfermedad de Chagas. Mejoras como la substitución del revestimiento de los suelos o de los tejados y el enlucido de las paredes son eficaces para luchar contra vectores como *T. dimidiata* y *R. prolixus*. La gestión de la zona peridomiciliaria reduce las posibilidades de colonización por especies que prefieran ecotopos exteriores donde estén relacionados con animales domésticos. Si se determina que en una localidad algunas casas constituyen, por su construcción o ubicación, focos de mantenimiento de colonias residuales de triatominos, habrá que substituirlas.

Por lo general, el mejoramiento de las viviendas está indicado en zonas en las que el medio natural tenga gran densidad de especies nativas con capacidad vectorial demostrada. Evidentemente, el mejoramiento de las viviendas es deseable cuando sea viable económicamente, pero no por ello se debe retrasar la lucha química antivectorial.

La estructura de las casas rurales las hace particularmente vulnerables a la infestación por triatominos. Las paredes de barro, el enlucido de mala calidad, las grietas, y los tejados de paja ofrecen muchos escondrijos. Además, en las zonas rurales hay una estrecha asociación entre los seres humanos y los animales domésticos, y estos últimos constituyen una fuente de sangre abundante y de fácil acceso. Este acceso permanente al alimento permite que los triatominos alcancen grandes densidades. La interrupción de la transmisión vectorial se logra principalmente mediante campañas de fumigación con insecticidas y la limpieza de los interiores de las viviendas.

En un proyecto iniciado en Venezuela a finales de los años cincuenta se ha utilizado el mejoramiento de las viviendas con mano de obra y materiales de construcción locales como método alternativo para interrumpir la transmisión. La experiencia en ese país ha demostrado la importancia de la participación de la comunidad en el mejoramiento de las viviendas de las familias con bajos ingresos; se utiliza un manual educativo y métodos que permiten sufragar los costos locales, entre ellos un sistema de créditos para la compra de materiales locales. En esas comunidades no se encontraron pruebas de infestación por triatominos tras la conclusión del proyecto. En Bolivia se ha ejecutado también un proyecto piloto multidisciplinario con estrategias de lucha antivectorial basadas en la comunidad que combinaba el mejoramiento de las viviendas con la aplicación de insecticidas. En este proyecto se combinaron el mejoramiento de las viviendas, la fumigación con insecticidas y la educación sanitaria. En Honduras, la aplicación de insecticidas se siguió del mejoramiento de las viviendas y de la educación.

En Paraguay, se ejecutó en tres comunidades endémicas un proyecto multidisciplinario que tenía en cuenta los valores socioculturales de las viviendas de estilo tradicional. Las repercusiones en la lucha antivectorial y en la transmisión de *T. cruzi* se evaluaron mediante los cambios de las tasas de infestación de las casas y de las tasas de seropositividad para *T. cruzi* en el ser humano. Dicho proyecto reveló que la aplicación de insecticidas en las zonas domésticas y peridomésticas fue decisiva para mantener las casas libres de triatominos.

En el caso de los vectores de especies nativas, la meta es mantener las viviendas libres de colonias intradomiciliarias, lo que depende no sólo de la fumigación con insecticidas o del mejoramiento de las casas, sino también de la vigilancia de la infestación residual y persistente. La educación de la población acerca del papel de los vectores en la transmisión de la enfermedad es esencial para garantizar que las personas entiendan la importancia que tiene el mantenimiento de las casas en buenas condiciones y para que estén vigilantes ante la infestación por triatominos, que deben notificar a las autoridades sanitarias, para que se puedan fumigar las casas reinfestadas.

7.3 Educación sanitaria y participación de la población

Además del mejoramiento de las casas, se necesitan otras medidas para mantener las aldeas libres de triatominos, entre ellas un programa de instrucción dinámica y permanente que proporcione información sobre la enfermedad, las necesarias medidas de control y la importancia del mantenimiento de las casas para evitar la reinfestación. Las familias deben reconocer que el mejoramiento de las casas es necesario y deben participar en la toma de decisiones sobre las zonas que se deben mejorar y los materiales de construcción que se deben utilizar. El proceso educativo que precede al mejoramiento de las viviendas es largo, pero esencial. Tras haberse enterado de que la presencia de triatominos representa un riesgo para la salud de su comunidad, las familias que se comprometan a realizar mejoramientos en sus viviendas deben convencer también a otras familias para que hagan lo propio.

La comunicación y la educación siempre han tenido y seguirán teniendo un papel especial en el control y la vigilancia de los triatominos vectores. En Uruguay, donde el éxito del control ha conseguido la eliminación de *T. infestans*, la comunicación y la educación han sido decisivas para mantener el interés de la población. Se consideró que la radio, que tiene gran audiencia en las zonas rurales, y la educación a través las escuelas locales eran los medios de comunicación más eficaces. También se consideró importante la comunicación por medio de los dirigentes de las comunidades.

7.4 Mejoramiento de las condiciones de vida

Se debe fomentar la limpieza del interior y del exterior de las casas y de las instalaciones destinadas a los animales. Se deben discutir en reuniones de la comunidad las ventajas de unos buenos hábitos de vida. Es necesaria una frecuente limpieza de la casa y, en particular, de las alcobas, la cocina y las estructuras exteriores, junto con constantes búsquedas activas de triatominos en los lugares en los que es probable que reaparezcan. Si se produce la reinfestación, el dueño de la casa debe notificarla al puesto de vigilancia designado para que se adopten medidas de control. También son necesarias visitas de supervisión a dichos puestos por parte del personal del programa, así como frecuentes reuniones educativas con la comunidad.

7.5 Ejecución de programas en el marco de la atención primaria de salud

Como las principales características epidemiológicas de la enfermedad de Chagas y los instrumentos de que se dispone para su control y tratamiento son bien conocidos, hay un consenso general con respecto a las medidas apropiadas que se deben adoptar en un enfoque integrado, que combine el control de los vectores y los bancos de sangre con la asistencia médica y social a las personas infectadas. Los médicos y las instituciones locales tienen un papel principal en la detección temprana y el control de la enfermedad.

De acuerdo con los resultados de los proyectos piloto llevados a cabo en Argentina, Bolivia y Brasil, la realización de actividades de control integradas conforme a la estrategia de atención primaria de salud depende de que exista una estructura de servicios de salud, compromiso local y estrecha supervisión en la zona. Además, la experiencia muestra que, en el caso de las actividades de lucha antivectorial, los programas verticales son muy eficaces y fáciles de ejecutar. Sin embargo, en la fase de vigilancia, cuando la densidad de triatominos es baja, los programas verticales presentan poca sensibilidad y son demasiado caros y, por tanto, imposibles de sostener durante mucho tiempo.

En el nuevo marco de operaciones descentralizadas, lo más importante es velar por que se le conceda la prioridad necesaria a la lucha contra la enfermedad de Chagas, cosa que puede resultar particularmente difícil cuando se ha alcanzado un control suficiente para interrumpir la transmisión. Entonces no resulta viable ni razonable concebir una vigilancia que no esté integrada en un sistema más amplio en el que la presencia del vector de la enfermedad de Chagas sea sólo uno de los elementos que hay que supervisar.

7.6 Evaluación de la resistencia de los vectores a los insecticidas

Antes de 1975, los insecticidas utilizados en la lucha antivectorial contra la enfermedad de Chagas y sus formulaciones eran evaluados directamente en estudios de campo, sin bioensayos de laboratorio previos, realizados con triatominos en condiciones estandarizadas. El inesperado fracaso del uso del DDT sobre el terreno en las campañas iniciales de control de los triatominos demostró la importancia de dichos bioensayos como primer paso en la evaluación de la eficacia de los insecticidas. Posteriormente, las investigaciones sobre las ninfas de *T. infestans* en laboratorios latinoamericanos demostraron que la escasa eficacia triatomicida del DDT se debía a vías de degradación particulares y a un retraso de la penetración.

En 1975, se elaboró el primer protocolo normalizado para medir la actividad triatomicida en el laboratorio, lo cual permitió determinar la toxicidad de los insecticidas comerciales frente a *T. infestans*.

7.6.1 *Bioensayos de laboratorio*

El término "bioensayo de laboratorio" comprende todas las pruebas en las que se mide la toxicidad de un principio activo o su formulación frente a las colonias estándar de insectos. La evaluación del efecto toxicológico de los insecticidas y sus formulaciones en el laboratorio se basa en la medición de la respuesta de una cepa del insecto a esos productos. La respuesta tóxica (el criterio de evaluación del proceso de intoxicación) es elegida según el modo de acción de los insecticidas. En la mayoría de los bioensayos se utiliza la respuesta letal (la muerte como criterio de evaluación). Cuando el criterio de evaluación es la muerte, la toxicidad del producto frente a una especie suele expresarse como la dosis o la concentración que mata al 50% de la población de la especie utilizada en la prueba (dosis letal mediana — DL_{50} — o concentración letal mediana — CL_{50} —).

A veces es necesario determinar un criterio de evaluación diferente de la muerte. La utilización de reguladores del crecimiento de los insectos, y en particular de compuestos juvenoides, provoca el mantenimiento de los caracteres juveniles tras la ecdisis de la ninfa V de *T. infestans*. En el caso de esos compuestos, la toxicidad se expresa como la dosis o la concentración que afecta a la morfología del 50% de los insectos tratados. Otros criterios de evaluación utilizados para medir la toxicidad de los diferentes compuestos frente a *T. infestans* han sido la hiperactividad, la supresión de la ingestión de alimentos, la repelencia, la pérdida de coordinación y la parálisis (*83*).

En 1994, la OMS elaboró un protocolo normalizado para los bioensayos de insecticidas frente a los triatominos (*84*) que permitió comparar los resultados de la determinación de la actividad insecticida obtenidos por diferentes laboratorios. Dicho protocolo se ha utilizado sobre todo para medir los valores de la DL_{50} de los principales compuestos piretroides utilizados en los programas latinoamericanos de lucha antivectorial. El protocolo especifica también los métodos que se deben utilizar para cuantificar el efecto insecticida y la actividad residual de las formulaciones de insecticidas. En el cuadro 5 se muestran los valores de la DL_{50} y la CL_{50} de piretroides obtenidos con el protocolo de la OMS y las concentraciones recomendadas para su utilización sobre el terreno.

7.6.2 *Efecto insecticida de las formulaciones*

El proceso de formulación de un insecticida mejora sus propiedades de conservación, manipulación y aplicación y su eficacia e inocuidad. El término "formulación" suele reservarse para los productos comerciales antes de su uso, y no incluye la dilución final en el equipo de aplicación. Después de que se haya seleccionado un principio activo a la luz de los resultados del bioensayo de laboratorio, la elección de la formulación dependerá de sus propiedades químicas, físicas y toxicológicas, del tipo de aplicación y del costo. Los principales factores técnicos a tener en cuenta en la utilización de la formulación para la lucha contra los triatominos son la inocuidad, la facilidad de aplicación y el efecto residual. Se debe probar en

Cuadro 5
Formulaciones, DL_{50}, CL_{50} y concentraciones sobre el terreno de piretroides utilizados habitualmente en la fumigación contra los triatominos dentro de las casas, 1997

Insecticida	Formulación	DL_{50} ($\mu g/g$ peso corporal)	CL_{50} ($\mu g/cm^2$ de cristal)	Concentración sobre el terreno (mg de principio activo/m^2 de superficie tratada)
Deltametrina	Concentrado en suspensión	1,54	0,17	25,00
λ-cihalotrina	Polvo humectable	0,11	0,26	30,00
Cipermetrina	Polvo humectable	2,86	—	125,00
β-ciflutrina	Concentrado en suspensión	0,32	0,14	25,00
β-cipermetrina	Concentrado en suspensión	1,56	0,21	50,00

el laboratorio la propia formulación para determinar su eficacia y actividad residual. Hasta finales de los años ochenta, las formulaciones más comunes eran los polvos humectables y los concentrados emulsionables. Últimamente se han utilizado formulaciones líquidas, que se consideran la mejor opción para los programas nacionales de lucha antivectorial.

La metodología utilizada para evaluar la actividad insecticida se basa en la exposición de los triatominos a una superficie estandarizada y tratada con la formulación probada.

7.6.3 Resistencia y tolerancia

En la actualidad es posible llevar a cabo en América Latina un amplio programa de supervisión de la resistencia a los insecticidas mediante la aplicación del protocolo de la OMS y la utilización de los métodos de laboratorio para medir la sensibilidad de los triatominos a los insecticidas, con el fin de vigilar la aparición y evolución de la resistencia en los insectos.

La resistencia de *R. prolixus* a la dieldrina, notificada en Venezuela en 1971, es el primer ejemplo bien documentado de resistencia de los triatominos sobre el terreno. Una cepa de *R. prolixus* de Carabobo mostró resistencia a los piretroides a razones que oscilaron entre 12,4 para la cipermetrina y 4,5 para la λ-cihalotrina. Esto fue sorprendente, pues en Venezuela la lucha contra *R. prolixus* se hacía con organoclorados. Sin embargo, es posible que *R. prolixus* hubiera estado expuesto a piretroides por la intensa utilización de estos últimos en la lucha contra los mosquitos en el estado de Carabobo (85).

La resistencia es un fenómeno de preadaptación en el que los genes encargados de la defensa contra los insecticidas están presentes con frecuencias muy bajas en las poblaciones salvajes de insectos. El uso de insecticidas fomenta el predominio de las poblaciones de insectos que poseen genes capaces de conferirles resistencia. En cambio, en el caso de la tolerancia, la cepa salvaje de una determinada especie del insecto ya posee algún tipo de mecanismo de defensa frente a uno o más insecticidas. La tolerancia a los insecticidas en las especies de triatominos requiere un estudio más a fondo por su posible importancia para los programas de control.

Hasta ahora no hay pruebas de que la resistencia o tolerancia a los insecticidas haya reducido la eficacia de los programas de control basados en la fumigación con insecticidas. Sin embargo, se debe supervisar estrechamente la resistencia para optimizar la lucha contra los triatominos.

8. Iniciativas subregionales para interrumpir la transmisión

El 16 de mayo de 1998, la Asamblea Mundial de la Salud adoptó la resolución WHA51.4, en la que expresó su satisfacción ante los avances logrados por los países de la Iniciativa del Cono Sur (véase más adelante) en la eliminación de la transmisión de la enfermedad de Chagas y agradeció la decisión de los países andinos y centroamericanos de lanzar iniciativas similares (véanse las secciones 8.2 y 8.3, respectivamente). Asimismo, pidió a los Estados Miembros interesados que determinaran la extensión de la enfermedad, incluidas la distribución, la conducta y la sensibilidad de los diferentes vectores a los insecticidas (véase también la pág. 99).

8.1 Iniciativa del Cono Sur
8.1.1 *Análisis de la situación*

Durante muchos años, los amplios conocimientos existentes acerca del control de los mecanismos de transmisión de *T. cruzi* — vectorial y transfusional — no fueron suficientes para lograr el apoyo político y financiero necesario para la ejecución de programas de control. La falta de interés por el control se explica por el hecho de que la enfermedad de Chagas sea una enfermedad crónica con un largo periodo de evolución y casi ningún síntoma en sus fases aguda e indeterminada, junto con su presencia casi exclusivamente en poblaciones rurales con poca influencia política.

En 1947 se demostró que el hexaclorociclohexano, conocido también como hexacloruro de benceno (BHC), es tóxico para los triatominos y en 1948 se confirmó esto sobre el terreno en Argentina y Brasil. No obstante, hasta comienzos de los años sesenta no se ejecutaron programas sistemáticos de control en esos dos países. Así pues, estos dos países fueron los pioneros de la lucha a gran escala contra la transmisión vectorial. Sin embargo, al principio las actividades carecieron de las necesarias continuidad temporal, contigüidad espacial y sostenibilidad, por lo que los resultados fueron limitados y temporales. La principal causa de esto fue la aportación irregular de recursos, por otra parte insuficientes, para lograr una cobertura completa de las zonas endémicas. En los años ochenta, las actividades sistemáticas de control en los países del Cono Sur se extendieron a Chile y Uruguay, y más adelante a Bolivia y Paraguay.

En 1991, Argentina, Brasil, Chile y Uruguay estaban realizando actividades de control sistemáticas, mientras que Bolivia y Perú, que también tiene altos niveles de infestación por *T. infestans* en sus departamentos meridionales, carecían de programas adecuadamente estructurados. Por aquel entonces, las tasas de infestación en Brasil, Chile y Uruguay eran ya muy bajas en la mayoría de las zonas en las que *T. infestans* era endémica, pero en Argentina seguía habiendo zonas con elevada infestación y la vigilancia sólo se llevaba a cabo en parte de la zona endémica.

8.1.2 *La decisión oficial*

En julio de 1991, los Ministros de Salud de Argentina, Bolivia, Brasil, Chile, Paraguay y Uruguay se reunieron en Brasilia y decidieron poner en práctica una estrategia destinada a eliminar la enfermedad de Chagas mediante la interrupción de la transmisión vectorial y el tamizaje sistemático de los donantes de sangre. Sus objetivos eran la eliminación de *T. infestans* de las viviendas y del medio peridomiciliario en las zonas endémicas, y la eliminación de la transmisión de la infección mediante transfusiones de sangre mejorando el análisis de los donantes de sangre. Los éxitos logrados en el estado de São Paulo, Brasil, demostraron que esto era viable; los objetivos se lograron en un plazo de 10 años (*77, 79, 82*).

8.1.3 *Estrategias y métodos*

A la luz de las diferentes situaciones epidemiológicas y estructuras organizativas de los programas de control de cada uno de los países, se convino en que los países debían adoptar conceptos, indicadores y normas operativas comunes. La definición adoptada para la eliminación de *T. infestans* fue: "ausencia de detección de cualquier espécimen de *T. infestans* en los domicilios durante un periodo mínimo de tres años en una zona con vigilancia entomológica establecida y operativa, utilizando las técnicas de investigación disponibles". La estrategia acordada para eliminar *T. infestans* fue el tratamiento químico con insecticidas de acción residual, en ciclos de seis meses, con base en la información mínima necesaria, a saber, las tasas de infestación en las localidades utilizadas como unidades operativas. Los dos ciclos iniciales de ataque con insecticidas debían abarcar todas las localidades infestadas. Como el concepto de eliminación estaba basado en la detección del insecto, se subrayó la necesidad de un sistema de vigilancia entomológica desde el comienzo mismo de las operaciones. La participación de la comunidad en las actividades de vigilancia y el apoyo de los servicios de salud locales también se consideraron decisivos para garantizar la sostenibilidad de las actividades. Además, se acordaron los criterios necesarios para la certificación de la eliminación de *T. infestans*, así como los indicadores (véase el recuadro 2), el sistema de información y los métodos que había que utilizar en la vigilancia entomológica y epidemiológica (*84*). Las directrices descritas han sido seguidas por todos los países participantes y han constituido un modelo para los países andinos y centroamericanos.

Recuadro 2
Indicadores entomológicos para la lucha contra la enfermedad de Chagas

Operativo

Dispersión: se utiliza el número de vectores en diversas localidades (dispersión) para determinar las zonas generales en las que los vectores están presentes y para definir aquellas en las que son necesarias medidas de control.

$$\frac{\text{Número de localidades infestadas}}{\text{Número de localidades investigadas}} \times 100$$

De evaluación y seguimiento

Infestación de casas: se utiliza el número de vectores en las casas (infestación) para determinar la distribución y la densidad de la infestación en una zona determinada. Es el principal indicador programático.

$$\frac{\text{Número de casas infestadas}}{\text{Número de casas investigadas}} \times 100$$

Infestación intradomiciliaria:

$$\frac{\text{Número de intradomicilios infestadas}}{\text{Número de intradomicilios investigadas}} \times 100$$

Recuadro 2 (continued)

Infestación peridomiciliaria:

$$\frac{\text{Número de peridomicilios infestadas}}{\text{Número de peridomicilios investigadas}} \times 100$$

Infección natural (por T. cruzi):

$$\frac{\text{Número de triatominos infestadas}}{\text{Número de triatominos investigadas}} \times 100$$

Colonización: se pueden calcular indicadores distintos para la colonización intradomiciliaria y peridomiciliaria.

$$\frac{\text{Número de casas con ninfas de triatominos}}{\text{Número de casas examinadas}} \times 100$$

Densidad: se pueden calcular indicadores distintos para la densidad intradomiciliaria y peridomiciliaria.

$$\frac{\text{Número de triatominos capturados}}{\text{Número de casas examinadas}} \times 100$$

De vigilancia

Estos indicadores se utilizan para validar el sistema de vigilancia, desde el punto de vista de la cobertura, resultados y calidad de los programas.

Cobertura

$$\frac{\text{Número de localidades infestadas bajo vigilancia}}{\text{Número de localidades anteriormente infestadas}} \times 100$$

Resultados: se refiere a las unidades de notificación establecidas.

$$\frac{\text{Número de unidades de notificación productivas}}{\text{Número de unidades de notificación establecidas}} \times 100$$

Calidad:

$$\frac{\text{Número de localidades con rastros de triatominos}}{\text{Número de localidades con notificaciones positivas}} \times 100$$

$$\frac{\text{Número de localidades con detección de triatominos}}{\text{Número de localidades con notificaciones positivas}} \times 100$$

$$\frac{\text{Número de localidades positivas para determinada especie}}{\text{Número de localidades con notificaciones positivas}} \times 100$$

$$\frac{\text{Número de localidades tratadas}}{\text{Número de localidades con notificaciones positivas}} \times 100$$

$$\frac{\text{Número de casas tratadas}}{\text{Número de casas con notificaciones positivas}} \times 100$$

8.1.4 *Mecanismos entre los países*

Se establecieron dos mecanismos para supervisar y evaluar las actividades de la lucha antivectorial. El primero son las reuniones anuales de la Comisión Intergubernamental, compuesta por representantes técnicos de cada Ministerio de Salud, que se celebran en los países miembros por rotación. Dichas reuniones tienen varios objetivos, entre ellos examinar los avances logrados en la consecución de las metas establecidas y la discusión de los problemas que plantean los trabajos de campo y requieren investigación sobre el terreno y decisiones operativas.

El segundo mecanismo, que ha dado sostenibilidad política a la Iniciativa y al mismo tiempo ha fomentado un intercambio permanente de experiencias en el ámbito técnico, consiste en las evaluaciones periódicas realizadas *in situ* por misiones internacionales de expertos de los países endémicos y no endémicos de la región. En ellas se examinan los avances logrados y se recomiendan las medidas correctoras necesarias para el futuro. También hay un mecanismo bilateral para examinar la situación en zonas fronterizas y tratar los problemas comunes a más de un país.

8.1.5 *Recursos*

Para alcanzar las metas fijadas por los Ministros de Salud en 1991, se decidió aportar fondos procedentes de fuentes nacionales. Los compromisos presupuestarios contraídos se han cumplido, y entre 1991 y 1999 los países de la Iniciativa invirtieron más de 350 millones de dólares estadounidenses (US$) en la lucha contra la enfermedad de Chagas.

8.1.6 *Resultados*

Como ya se ha dicho, en 1997 se certificó que Uruguay estaba libre de la transmisión vectorial y transfusional de la enfermedad de Chagas (*82*); en Chile la transmisión se interrumpió en 1999 (*79*), y en 2000 se certificó la ausencia de transmisión en 8 de los 12 estados endémicos de Brasil (*77, 86*). Encuestas seroepidemiológicas realizadas en jóvenes en Uruguay (*87*) y Chile (*88*) han confirmado que la transmisión se ha interrumpido en esos dos países.

Existen pruebas de que la transmisión vectorial se ha interrumpido en las provincias argentinas de Jujuy, La Pampa y La Rioja. En Bolivia las actividades del programa nacional de lucha antivectorial se iniciaron en 1999 y de las 700 000 casas que se calculó que habría que fumigar, más de 97 000 han sido tratadas con insecticidas. En Paraguay, la interrupción de la transmisión debe alcanzarse dentro de cuatro años, siempre que se siga disponiendo de fondos para la lucha antivectorial.

Se han logrado importantes avances con respecto a la transmisión de *T. cruzi* mediante transfusiones de sangre. En todos los países de la Iniciativa se han aprobado legislaciones específicas que imponen el tamizaje serológico de los donantes para reducir este modo de transmisión de la enfermedad de Chagas.

Las repercusiones de las actividades de control en la salud de la población se verán en los próximos años, pero desde 1995 las actividades de control en los países de la Iniciativa del Cono Sur han evitado ya 325 000 nuevos casos anuales de infección por *T. cruzi* y 127 000 casos de miocardiopatía y muerte súbita. Desde el punto de vista económico, estos países se han ahorrado más de US$1140 millones en gastos de asistencia sanitaria y costos de seguridad social.

8.1.7 *Repercusiones generales de la Iniciativa en la región*

Como ya se ha mencionado, la reducción media de la incidencia de la enfermedad de Chagas en los países de la Iniciativa del Cono Sur ha sido del 94%, por lo que la incidencia de la enfermedad en toda América Latina se ha reducido en más del 65%. De unos 700 000 nuevos casos anuales en 1990, la incidencia ha disminuido a menos de 200 000 casos al año en 2000 (véanse el cuadro 6 y la pág. 74).

Actualmente, el reto más importante es garantizar la sostenibilidad del programa en un contexto epidemiológico en el que la infección por *T. cruzi* ha sufrido una gran disminución, y en un marco político-institucional de reformas del sector de la salud en el que la descentralización de las actividades puede hacer que se reduzca la prioridad que se les concede.

El mantenimiento de esa prioridad dependerá de la demanda social. Bajo el nuevo orden institucional, la lucha contra la enfermedad de

Cuadro 6
Cambios en los parámetros epidemiológicos debidos a la interrupción de la transmisión y a la disminución de la incidencia en los países de la Iniciativa del Cono Sur entre 1990 y 2000

Parámetro epidemiológico	1990	2000	Referencias
Nº anual de fallecimientos	>45 000	21 000	*89, 90*
Nº de casos de infección humana	16–18 millones	18 millones	*89*
Nº anual de nuevos casos	700 000	200 000	*78, 79, 81*
Distribución	18 países	15 países[a]	

[a] La transmisión se interrumpió en Uruguay en 1997, en Chile en 1999 y en la mayor parte de Brasil en 2000.

Chagas se debe integrar en otros servicios y programas para que pase a formar parte de un plan más amplio con vistas a satisfacer las necesidades sanitarias de la población. En estas circunstancias, los importantes avances logrados hasta ahora en la eliminación de la enfermedad de Chagas deben proseguir en las actividades integradas.

El modelo aplicado en el Cono Sur ya se ha adaptado a las dos iniciativas similares de los países andinos y centroamericanos (véanse las secciones 8.2 y 8.3, respectivamente).

8.1.8 *Estudios de rentabilidad en Brasil*

El Ministerio de Salud brasileño realizó un análisis de costo-efectividad y de costo-beneficio de su programa de lucha contra la enfermedad de Chagas. Por el carácter crónico de la enfermedad y su larga duración, se eligió un periodo de 21 años para el análisis. Se analizaron datos procedentes de varias fuentes diferentes, correspondientes al periodo 1975–1995 (*91*). La eficacia se definió mediante diferentes parámetros, el más importante de los cuales fue la medición de la carga de morbilidad evitada en años de vida ajustados en función de la discapacidad (AVAD). De 1975 a 1995, el programa evitó aproximadamente un 89% de la potencial transmisión de la enfermedad, es decir, 2 339 000 nuevas infecciones y 337 000 fallecimientos. Esto significa que evitó la pérdida de 11 486 000 AVAD, el 31% de ellos correspondientes a muertes evitadas y el 69% a discapacidad evitada, lo cual demuestra la importante contribución de la discapacidad a la carga global atribuible a la enfermedad de Chagas.

Los beneficios (gastos evitados) del programa ascendieron a US$7500 millones, aproximadamente, de los cuales el 63% correspondió a gastos de asistencia sanitaria y el 37% a gastos de la seguridad social (seguro de discapacidad y pensiones de jubilación). El análisis de costo-efectividad demostró que se ganó un AVAD por cada US$39 gastados por el programa, lo cual sitúa al programa y sus actividades en la categoría de las intervenciones muy rentables. Los resultados del análisis de costo-beneficio también demostraron que cada US$ gastado en prevención supuso un ahorro de US$17, lo cual demuestra que el programa es una inversión en salud que produce un buen rendimiento. Un análisis similar de otras enfermedades con causas socioeconómicas reveló que la disminución de las tasas de infección de la enfermedad de Chagas se debe a las actividades de prevención y no al mejoramiento general de las condiciones de vida y desarrollo.

8.2 Iniciativa Andina

8.2.1 *Acuerdo del Pacto Andino*

Durante una reunión de representantes de los Ministerios de Salud de los países del Pacto Andino celebrada en 1997 en Bogotá (Colombia) en el marco del Convenio Hipólito Unanue, se decidió establecer una Iniciativa Andina inspirada en el modelo de la Iniciativa del Cono Sur con el fin de interrumpir la transmisión vectorial y transfusional de la enfermedad de Chagas en esa subregión. La fecha fijada como meta para la interrupción de la transmisión en la subregión fue el año 2010. A continuación se resume la situación en los diferentes países.

8.2.2 *Análisis de la situación*

Colombia. Los departamentos con el mayor endemismo son Arauca, Boyacá, Casanare, Cundinamarca, Meta, Norte de Santander y Santander. Se ha calculado que alrededor del 5% de la población colombiana está infectada y casi el 20% corre el riesgo de contraer la infección, dependiendo de la distribución geográfica de los vectores. *R. prolixus* es el principal vector de *T. cruzi* en Colombia, y el más frecuente. El programa nacional de control fue concebido como un programa integral con los siguientes componentes: lucha antivectorial, control de las transfusiones de sangre, control de la transmisión congénita, tratamiento de los pacientes infectados y mejoramiento de las viviendas rurales. El análisis obligatorio de los donantes de sangre para detectar la infección por *T. cruzi* comenzó en 1995 y ahora se analizan todos los donantes de sangre.

El programa nacional comenzó en 1997. Su primera fase, exploratoria, destinada a identificar las zonas de transmisión, ha concluido y ha abarcado al 55% de la totalidad de la zona endémica de Colombia. Los resultados indicaron un alto riesgo de transmisión en varios municipios de los departamentos de Arauca, Boyacá, Casanare, Cundinamarca, Norte de Santander y Santander.

Ecuador. La principal zona endémica abarca las provincias de El Oro, en la región costera sudoccidental, y Guayas y Manabí en las zonas costeras central y septentrional del Pacífico. Los vectores más importantes son *T. dimidiata* y *R. prolixus*. Se ha calculado que unos 3,8 millones de personas corren el riesgo de contraer la enfermedad de Chagas y que más de 30 000 están infectadas actualmente. Se han adoptado medidas de ámbito nacional para controlar la transmisión transfusional de la enfermedad de Chagas y se analizan todos los donantes de sangre.

Perú. T. infestans es prevalente en los departamentos de Arequipa, Ica, Moquegua y Tacna. Se ha calculado que 6,7 millones de personas corren el riesgo de contraer la infección y que 680 000 están infectadas por *T. cruzi* en todo el país.

Venezuela. El programa de control fue establecido oficialmente en 1966 con el objetivo de interrumpir la transmisión intradoméstica a través de la lucha antivectorial, consistente en la fumigación con insecticidas. Un programa para el mejoramiento de las viviendas rurales, iniciado en los años sesenta, ayuda a los habitantes de las zonas rurales a sustituir los tejados de palma, a enlucir las paredes de adobe y a cubrir de hormigón los suelos de tierra. Además, en 1988 se inició el tamizaje de la sangre para detectar *T. cruzi* en los bancos de sangre.

En niños de menos de 10 años de edad, las tasas de seroprevalencia de la infección por *T. cruzi* han descendido continuamente durante los últimos 40 años: del 20,5% (1958–1968) al 3,9% (1969–1979) y después al 1,1% (1980–1989), hasta el 0,8% actual (1990–1999). La incidencia de la infección en el grupo de 0 a 4 años de edad ha disminuido en un 90%, hasta menos del 1% en el periodo 1990–1999. La distribución geográfica de la transmisión de *T. cruzi* está actualmente limitada en gran medida a los estados de Barinas, Lara y Portuguesa (*92*).

8.3 Iniciativa Centroamericana

8.3.1 *Acuerdo Centroamericano*

La Resolución Nº 13 de la XIII Reunión del Sector de la Salud de Centroamérica (RESSCA), celebrada en Belice en 1997, lanzó la Iniciativa Centroamericana para la lucha contra la transmisión vectorial y transfusional de *T. cruzi*. Los objetivos de la Iniciativa son la eliminación de *R. prolixus* en El Salvador, Guatemala, Honduras y Nicaragua, dado que se trata de una especie introducida y estrictamente domiciliaria, la reducción de los índices de infestación y colonización por *T. dimidiata* (especie autóctona) en toda Centroamérica y el análisis de todos los donantes de sangre.

Anualmente se reúne una Comisión Intergubernamental de la Iniciativa Centroamericana para examinar los avances logrados en la lucha antivectorial y en el control de los bancos de sangre.

8.3.2 *Análisis de la situación*

R. prolixus, *T. dimidiata* y *R. pallescens* son los principales vectores en Centroamérica. Entre ellos, *R. prolixus* es el más eficiente y el responsable de la mayoría de las infecciones humanas. Se encuentra en El Salvador, Guatemala, Honduras y Nicaragua, siempre estrictamente asociado a las viviendas humanas de las zonas rurales.

T. dimidiata, la especie autóctona de Centroamérica, se considera el siguiente vector en importancia. Puede encontrarse en zonas domiciliarias y peridomiciliarias y en el medio natural. También tiene una distribución urbana, lo que hace de ella un importante vector en muchas ciudades de Centroamérica. *T. dimidiata* es la especie responsable de la transmisión en Costa Rica y la única especie importante en Belice. *R. pallescens* se considera la especie más importante en Panamá.

La enfermedad de Chagas es un importante problema de salud pública en Centroamérica, en particular en El Salvador, Guatemala, Honduras y Nicaragua. La prevalencia estimada de la infección en la población de esos cuatro países es del 7%. La cardiopatía crónica es la manifestación más frecuente. En Honduras, el 20% de las cardiopatías crónicas son chagásicas y el 36% de las implantaciones de marcapasos en Guatemala y Honduras se deben a arritmias de etiología chagásica (*93*).

Hasta los años setenta sólo se adoptaron medidas aisladas para luchar contra la transmisión vectorial en los diversos países de Centroamérica, pero no dieron resultados por la falta de continuidad. Se han hecho estudios de la prevalencia en la población general de Guatemala, Honduras y Panamá y en los niños de menos de 12 años de El Salvador, Guatemala y Nicaragua. En El Salvador y Honduras se analizan todos los donantes de sangre, pero en Guatemala y Nicaragua sólo algunos. En Costa Rica y Panamá, el porcentaje de donantes analizados es inferior al 10%.

La eliminación de *R. prolixus* en el año 2005 es viable en Guatemala, Honduras y Nicaragua. La vigilancia de *T. dimidiata*, vector silvestre que también coloniza las casas, tendrá que continuar durante algún tiempo.

Actualmente no se llevan a cabo actividades sistemáticas de lucha antivectorial en Belice, Costa Rica ni Panamá.

9. Desarrollo de los recursos humanos

El Programa Especial PNUD/Banco Mundial/OMS de Investigaciones y Enseñanzas sobre Enfermedades Tropicales fue establecido para fomentar y financiar la formación de investigadores y el fortalecimiento institucional, con vistas a aumentar la participación de los países en desarrollo en la creación y utilización de nuevos instrumentos para la prevención y el control de las

enfermedades tropicales. Su misión a largo plazo es fomentar la
autonomía de los países endémicos, creando una masa crítica de
recursos humanos y de conocimientos en el campo de las ciencias
biomédicas y sociales, todo ello en un marco apto para atender las
necesidades de la investigación relacionada con la salud pública. Los
elementos básicos de la estrategia del programa son la creación de
alianzas, la formación de redes y el fomento de la igualdad de
oportunidades en los países endémicos.

A lo largo de los años, el programa ha dado muestras de gran
flexibilidad y ha utilizado diferentes planteamientos para atender
diversas necesidades en materia de investigación, teniendo en cuenta
las diferencias en la capacidad de investigación de los diferentes
países endémicos.

Durante el periodo 1975–1999, el programa invirtió US$8,7 millones
en investigaciones individuales e institucionales sobre la enfermedad
de Chagas, lo que representa el 27% de su inversión total (US$32
millones) durante ese periodo en actividades de fortalecimiento de
capacidades en materia de lucha contra las enfermedades tropicales
en América Latina.

Esa inversión ha atendido las demandas de los países y ha aumentado
las posibilidades de un desarrollo ulterior de la capacidad de
investigación en América Latina. Argentina y Brasil recibieron
alrededor del 65% de la financiación para el fortalecimiento de las
capacidades en la lucha contra la enfermedad de Chagas. Dada la
existencia de un núcleo permanente de científicos y centros de
investigación que se ocupan de la enfermedad de Chagas en América
Latina, la mayoría de los fondos fueron asignados al desarrollo
de investigaciones de laboratorio avanzadas o investigaciones
epidemiológicas complejas basadas en la población, más que a la
capacitación elemental. Durante el mismo periodo, se prestó apoyo
suplementario mediante el Comité Directivo sobre la Enfermedad de
Chagas y el Grupo Especial de Investigaciones Operativas sobre la
Enfermedad de Chagas. Toda esa asistencia financiera ha contribuido
a mejorar la calidad de la investigación sobre la enfermedad de
Chagas en América Latina y a desarrollar los conocimientos técnicos
en las esferas de la epidemiología, inmunología, bioquímica, biología
molecular, genómica y entomología molecular.

10. Prioridades en materia de investigación

Dado que ahora la enfermedad de Chagas está en gran medida
controlada, el Comité considera que las prioridades más importantes
en materia de investigación son las siguientes.

10.1 Patología clínica y pruebas diagnósticas

10.1.1 *Patología clínica*

- Se deben hacer estudios epidemiológicos analíticos de casos y controles con protocolos normalizados en los diferentes países para descubrir los factores relacionados con el parásito, el huésped y el medio ambiente que son responsables de las diferentes formas clínicas de la enfermedad.
- Se deben crear marcadores pronósticos para estudiar la transformación de la forma indeterminada de la enfermedad en las formas cardiaca o digestiva.
- Se deben hacer estudios sobre la prevalencia y la incidencia de la transmisión congénita y las cepas del parásito implicadas.

10.1.2 *Pruebas diagnósticas*

- Se deben hacer estudios multicéntricos sobre la sensibilidad y la especificidad de la RCP en países con diferente prevalencia de la infección.
- Se deben hacer estudios multicéntricos sobre la sensibilidad y la especificidad de las pruebas serológicas no tradicionales en países con diferente prevalencia de la infección.

10.1.3 *Nuevos instrumentos para evaluar la lucha antivectorial*

- Se deben elaborar instrumentos sensibles para detectar los vectores en lugares con baja densidad de triatominos.
- Se deben hacer estudios para caracterizar las poblaciones intradomiciliarias y silvestres de triatominos y evaluar la eficacia de los insecticidas.
- Se debe estudiar la distribución y la capacidad vectorial de las especies emergentes de triatominos y su relación con las cepas de parásitos.
- Se debe investigar la dinámica de las especies nativas para poder intervenir rápidamente.
- Se deben emprender estudios del ecotopo peridomiciliario de los vectores como enlace entre los ciclos silvestre y peridomiciliario de la infección.
- Se debe evaluar y monitorizar la resistencia de los vectores y la eficacia de los insecticidas en los programas nacionales de control y las repercusiones de estos.
- Se debe determinar la influencia de los cambios climáticos en las poblaciones de vectores.

10.2 Bioquímica, genómica funcional y desarrollo de medicamentos

- La información obtenida en el «Proyecto del genoma de *Trypanosoma cruzi*» se debe utilizar en los siguientes sectores de investigación:

    a) búsqueda de nuevas dianas para el desarrollo de medicamentos;
    b) identificación de los componentes estructurales y funcionales que participan en la interacción entre el huésped y el parásito;
    c) consecución de una mayor comprensión de las propiedades biológicas de las cepas del parásito;
    d) estudio de los marcadores genéticos correspondientes a la resistencia a los fármacos en las cepas del parásito.

10.3 Investigaciones económicas y sociales

- Se deben evaluar las técnicas de comunicación social necesarias para la participación de la comunidad durante la fase de vigilancia de los vectores tras la interrupción de la transmisión de la enfermedad.

11. Recomendaciones

1. Los avances logrados en los 20 últimos años en la interrupción de la transmisión de la enfermedad de Chagas en varios países de América Latina han sido notables y se debe seguir prestando apoyo a los programas nacionales de control y a los centros de investigación de los países endémicos para alcanzar el objetivo de eliminar la transmisión de la enfermedad en el año 2010, como se pedía en la resolución WHA51.14 de la Asamblea Mundial de la Salud.

2. Los países endémicos deben proseguir sus actividades de control y vigilancia de los vectores, independientemente del grado de interrupción de la transmisión vectorial logrado. Los países que han logrado la interrupción deben mantener las actividades nacionales de vigilancia de los vectores durante el periodo de tiempo que sea necesario para garantizar que su territorio permanezca libre de la transmisión de la enfermedad por vectores intradomiciliarios.

3. Los países endémicos deben continuar con sus programas de detección sistemática de *T. cruzi* en los bancos de sangre, para garantizar que se interrumpa también la transmisión transfusional del parásito.

4. Se deben adoptar medidas de ámbito nacional para garantizar que las personas infectadas en la fase indeterminada de la enfermedad reciban prontamente tratamiento con el único medicamento disponible actualmente (benznidazol). Se debe tratar a las personas que viven en zonas en las que se haya interrumpido la transmisión vectorial para evitar la reinfección. Al mismo tiempo, deben proseguir las investigaciones para desarrollar nuevos medicamentos eficaces.
5. Se deben formular y aplicar sistemas y métodos nacionales con vistas al control de la calidad de los reactivos diagnósticos y de los insecticidas, antes de su aprobación para ser utilizados en la clínica, en el tamizaje de los bancos de sangre y en las actividades de fumigación.
6. Se deben fomentar los estudios epidemiológicos y clínicos sobre la enfermedad de Chagas congénita en los países que hayan logrado interrumpir la transmisión vectorial de la enfermedad.
7. Los Ministerios de Salud de los países endémicos deben someter a un análisis económico los diferentes métodos de aplicación de las estrategias validadas y disponibles de control de los vectores y de los bancos de sangre.
8. Se debe prestar apoyo permanente a las actividades de formación e investigación llevadas a cabo por la OMS, incluidas las del Programa Especial PNUD/Banco Mundial/OMS de Investigaciones y Enseñanzas sobre Enfermedades Tropicales.

Agradecimientos

El Comité de Expertos agradece las valiosas contribuciones de las siguientes personas, que ayudaron a preparar una base para sus debates e informe: Dr. D. Akhavan, Ministerio de Salud, Brasilia, Brasil; Dr. J. Altclas, Unidad de Trasplante de Médula Ósea, Sanatorio Antártida, Buenos Aires, Argentina; Profesor Z. Andrade, Centro de Investigaciones Gonçalo Muniz–FIOCRUZ, Salvador, Bahía, Brasil; Dr. F. Balderrama, Centro para la Salud en el Hogar, Cochabamba, Bolivia; Dr. R. Carcavallo, Fundación Oswaldo Cruz, Departamento de Entomología, Río de Janeiro, Brasil; Dra. C. Cordón-Rosales, Centro de Estudios de la Salud, Universidad del Valle de Guatemala, Ciudad de Guatemala, Guatemala; Dra. L. Diotaiuti, Centro de Investigaciones René Rachou–FIOCRUZ, Belo Horizonte, Brasil; Dr. R. Docampo, Laboratorio de Parasitología Molecular, Universidad de Illinois, Urbana, IL, EE.UU.; Dr. J. P. Dujardin, Departamento de Enfermedades Tropicales, Instituto Boliviano de Biología de Altura (IBBA), La Paz, Bolivia; Dra. D. Feliciangeli, Universidad de Carabobo, Venezuela; Dr. O. Fernández, Departamento de Medicina Tropical, Fundación Oswaldo Cruz, Río de Janeiro, Brasil; Dr. A. Fragata Filho, Instituto de Cardiología Dante Pazzanese, São Paulo, Brasil; Dr. H. Freilij, Hospital Pediátrico Dr. Ricardo Gutiérrez, Buenos Aires, Argentina; Dra. S. M. Gonzalez-Cappa, Facultad def Medicina, Universidad de Buenos Aires, Buenos Aires, Argentina; Dra. M. L. Higuchi, Escuela de Medicina de la Universidad de São Paulo, São Paulo, Brasil; Dr. C. Jaramillo, Centro de Investigaciones sobre Microbiología y Parasitología Tropicales, Universidad de los

Andes, Bogotá, Colombia; Dr. M. Levin, Instituto de Investigaciones sobre Ingeniería Genética y Biología Molecular, Buenos Aires, Argentina; Dra. M. Postam, Instituto Dr. Mario Fatala Chaben, Buenos Aires, Argentina; Dr. A. Rassi, Hospital São Salvador, Goiania, Brasil; Dr. J. Marcondes de Rezende, Universidad Federal de Goiás, Goiania, Brasil; Dra. A. Rojas de Arias, Instituto de Investigaciones sobre Ciencias de la Salud, Universidad Nacional de Asunción, Asunción, Paraguay; Dra. R. Rosa, Ministerio de Salud, Montevideo, Uruguay; Dr. H. Schenone, Departamento de Microbiología y Parasitología, Universidad de Chile, Santiago, Chile; Dra. E. Segura y Dr. D. Salomón, Centro Nacional de Diagnóstico y Estudio de Enfermedades Endémicas y Epidemias, ANLIS Dr. Carlos G. Malbran, Buenos Aires, Argentina; Dr. R. Sica, Hospital Ramos Mejía, Buenos Aires, Argentina; Dra. L. Sterin-Borda, Escuela de Medicina y Odontología, Universidad de Buenos Aires, Argentina; Dr. R. Tarleton, Departamento de Biología Celular, Universidad de Georgia, Athens, GA, EE.UU.; Dr. J. Urbina, Laboratorio de Bioquímica, Instituto Venezolano de Investigaciones Científicas, Caracas, Venezuela; Dr. E. Zerba, Centro de Investigaciones en Plagas e Insecticidas, Buenos Aires, Argentina; Dr. F. Zicker, Fortalecimiento de la Capacidad de Investigación, OMS, Ginebra, Suiza.

Referencias

1. **Laranja FS et al.** Chagas disease. A clinical, epidemiologic and pathologic study. *Circulation*, 1956, **14**:1035–1060.

2. **Rassi A, Rassi A Jr, Rassi GA.** Fase aguda. En: Brener Z, Andrade ZA, Barral-Netto M, eds. *Trypanosoma cruzi e doença de Chagas*, 2ª ed. Río de Janeiro, Guanabara Koogan, 2000:231–245.

3. **De Rezende JM, Moreira H.** Forma digestiva da doença de Chagas. En: Brener Z, Andrade ZA, Barral-Netto M, eds. *Trypanosoma cruzi e doença de Chagas*, 2ª ed. Río de Janeiro, Guanabara Koogan, 2000:297–343.

4. **Rosenbaum MB.** Chagasic cardiomyopathy. *Progress in Cardiovascular Disease*, 1964, **3**:199–224.

5. **Sica REP et al.** Involvement of the peripheral sensory nervous system in human chronic Chagas disease. *Medicina*, 1986, **46**:662–668.

6. **De Rezende JM, Luquetti AO.** Chagasic megavisceras. In: *Chagas' disease and the nervous system*. Washington, DC, Pan American Health Organization, 1994:149–171 (Scientific Publication No. 547).

7. **Muñoz P et al.** Enfermedad de Chagas congénita sintomática en recién nacidos y lactantes. *Revista Chilena de Pediatría*, 1992, **65**:196–202.

8. **Ferreira MS.** Chagas disease and immunosuppression. *Memorias do Instituto Oswaldo Cruz*, 1999, **97**(Supl. 1):325–327.

9. **Bocchi EA et al.** Heart transplantation for chronic Chagas heart disease. *Annals of Thoracic Surgery*, 1996, **61**:1727–1733.

10. **Altclas J et al.** Reactivation of chronic Chagas disease following allogenic bone marrow transplantation and successful pre-emptive therapy with benznidazole. *Transplant and Infectious Disease*, 1999, **1**:135–137.

11. **Andrade A.** Patologia da doença de Chagas. En: Brener Z, Andrade ZA, Barral-Netto M, eds. *Trypanosoma cruzi e doença de Chagas*, 2ª ed. Río de Janeiro, Guanabara Koogan, 2000:201–230.

12. **Higuchi MD et al.** Association of an increase in CD8+ T cells with the presence of *Trypanosoma cruzi* antigens in chronic, human, chagasic myocarditis. *American Journal of Tropical Medicine and Hygiene*, 1997, **56**:485–489.

13. **Tostes S Jr et al.** Miocardite crónica humana: estudo quantitativo dos linfócitos CD4+ e dos CD8+ no exsudato inflamatório. *Revista da Sociedade Brasiliera de Medicina Tropical*, 1994, **27**:127–134.

14. **Reis DA et al.** Characterization of inflammatory infiltrates in chronic chagasic myocardial lesions: presence of tumor necrosis factor-α+ cells and dominance of granzyme A+, CD8+ lymphocytes. *American Journal of Tropical Medicine and Hygiene*, 1993, **48**:637–644.

15. **Lopes MF et al.** Activation-induced CD4+ T cell death by apoptosis in experimental Chagas' disease. *Journal of Immunology*, 1995, **154**:744–752.

16. **Anez N et al.** Myocardial parasite persistence in chronic chagasic patients. *American Journal of Tropical Medicine and Hygiene*, 1999, **60**:726–732.

17. **Vago AR et al.** Genetic characterization of *T. cruzi* directly from tissues of patients with chronic Chagas' disease. Differential distribution of genetic types into diverse organs. *American Journal of Pathology*, 2000, **156**:1805–1809.

18. **Jones EM et al.** Amplification of a *Trypanosoma cruzi* DNA sequence from inflammatory lesions in human chagasic cardiomyopathy. *American Journal of Tropical Medicine and Hygiene*, 1993, **48**:348–357.

19. **Vago AR.** PCR detection of *Trypanosoma cruzi* DNA in oesophageal tissues of patients with chronic digestive Chagas' disease. *Lancet*, 1996, 348–891.

20. **Rocha A et al.** Pathology of patients with Chagas' disease and acquired immunodeficiency syndrome. *American Journal of Tropical Medicine and Hygiene*, 1994, **50**:261–268.

21. **Kierszenbaum F.** Chagas' disease and the autoimmunity hypothesis. *Clinical Microbiology Reviews*, 1999, **12**:210–223.

22. **Kaplan D et al.** Antibodies to ribosomal P proteins of *Trypanosoma cruzi* in Chagas disease possess functional autoreactivity with heart tissue and differ from anti-P autoantibodies in lupus. *Proceedings of the National Academy of Sciences of the United States of America*, 1997, **94**:10301–10306.

23. **Cunha-Neto E et al.** Autoimmunity in Chagas disease cardiopathy: biological relevance of a cardiac myosin-specific epitope crossreactive to an immunodominant *Trypanosoma cruzi* antigen. *Proceedings of the National Academy of Sciences of the United States of America*, 1995, **92**:3541–3545.

24. **Goin JC et al.** Functional implication of circulating muscarinic cholinergic receptor autoantibodies in chagasic patients with achalasia. *Gastroenterology*, 1999, **117**:798–805.

25. **Sterin-Borda L, Gorelik G, Borda ES.** Chagasic IgG binding with cardiac muscarinic cholinergic receptors modifies cholinergic-mediated cellular transmembrane signals. *Clinical Immunology and Immunopathology*, 1991, **61**:387–397.

26. **Goin JC et al.** Identification of antibodies with muscarinic cholinergic activity in human Chagas' disease: pathological implications. *Journal of the Autonomic Nervous System*, 1994, **47**:45–52.

27. **Higuchi ML et al.** Immunohistochemical characterization of infiltrating cells in human chronic chagasic myocarditis: comparison with myocardial rejection process. *Virchow Archives of Anatomical Pathology*, 1993, **423**:157–160.

28. **Sztein M, Cuna WR, Kierszenbaum F.** *Trypanosoma cruzi* inhibits the expression of CD3, CD4, CD8 and L-2R by mitogen-activated helper and cytotoxic human lymphocytes. *Journal of Immunology*, 1990, **144**:3558–3562.

29. **Wincker P et al.** Use of a simplified polymerase chain reaction procedure to detect *Trypanosoma cruzi* in blood samples from chronic patients in rural endemic areas. *American Journal of Tropical Medicine and Hygiene*, 1999, **51**:771–777.

30. **Russomando G et al.** Treatment of congenital Chagas's disease diagnosed and followed up by the polymerase chain reaction. *American Journal of Tropical Medicine and Hygiene*, 1998, **59**:487–491.

31. **Luquetti AO, Rassi A.** Diagnóstico laboratorial da infecção pelo *Trypanosoma cruzi*. En: Brener Z, Andrade ZA, Barral-Netto M, eds. Trypanosoma cruzi e doença de Chagas, 2ª ed. Río de Janeiro, Guanabara Koogan, 2000:344–378.

32. **Moncayo A, Luquetti AO.** Multicentric double blind study for evaluation of *Trypanosoma cruzi* defined antigens as diagnostic reagents. *Memorias do Instituto Oswaldo Cruz*, 1990, **85**:489–495.

33. **Levin MJ et al.** Recombinant *Trypanosoma cruzi* antigens and Chagas' disease diagnosis: analysis of a workshop. *FEMS Microbiology and Immunology*, 1991, **89**:11–20.

34. **Umezawa ES et al.** Evaluation of recombinant antigens for Chagas disease serodiagnosis in South and Central America. *Journal of Clinical Microbiology*, 1999, **37**:1554–1560.

35. **Andrade AL et al.** Randomized trial of efficacy of benznidazole in treatment of early *Trypanosoma cruzi* infection. *Lancet*, 1996, **348**:1407–1413.

36. **Sosa Estani S et al.** Chemotherapy of chronic Chagas' disease. *American Journal of Tropical Medicine and Hygiene*, 1998, **59**:526–529.

37. **Biotti RC et al.** Treatment of chronic Chagas' disease with benznidazole: clinical and serologic evolution of patients with long-term follow-up. *American Heart Journal*, 1994, **127**:151–162.

38. *Tratamiento etiológico de la enfermedad de Chagas. Conclusiones de una Consulta Técnica.* Washington, DC, Organización Panamericana de la Salud, 1999 (documento OPS/HCP/HCT/140/99; se puede solicitar a Enfermedades transmisibles, Organización Panamericana de la Salud, Washington, DC 20037, EE.UU.).

39. **Gutteridge WE.** Designer drugs: pipe-dreams or realities? *Parasitology*, 1997, **114**(Suppl.):S145–S151.

40. Liendo A, Lazardi K, Urbina JA. In vitro antiproliferative effects and mechanism of action of the bis-triazole D0870 and its S(-) enantiomer against *Trypanosoma cruzi*. *Journal of Antimicrobial Chemotherapy*, 1998, **41**:197–205.

41. Urbina JA. Chemotherapy of Chagas' disease: the how and the why. *Journal of Molecular Medicine*, 1999, **77**:332–338.

42. Urbina JA et al. Antiproliferative effects and mechanisms of action of SCH 56592 against *Trypanosoma (Schizotrypanum) cruzi*: in vitro and in vivo studies. *Antimicrobial Agents and Chemotherapy*, 1998, **42**:1771–1777.

43. Andrade SG. Caracterização de cepas de *Trypanosoma cruzi* isoladas do Recôncavo Baiano. *Revista de Patologia Tropical*, 1974, **3**:65–121.

44. Miles MA et al. Further enzymic characters of *Trypanosoma cruzi* and their evaluation for strain identification. *Transactions of the Royal Society of Tropical Medicine and Hygiene,* 1980, **74**:221–242.

45. Tibayrenc M. Population genetics of parasitic protozoa and other microorganisms. *Advances in Parasitology*, 1995, **36**:48–115.

46. Morel CM et al. Strains and clones of *Trypanosoma cruzi* can be characterized by restriction endonuclease fingerprinting of kinetoplast DNA minicircles. *Proceedings of the National Academy of Sciences of the United States of America*, 1980, **77**:6810–6814.

47. Souto RP et al. DNA markers define two major phylogenetic lineages of *Trypanosoma cruzi*. *Molecular Biochemistry and Parasitology*, 1996, **83**:141–152.

48. Zingales B et al. Molecular epidemiology of American trypanosomiasis in Brazil based on dimorphisms of rRNA and mini-exon gene sequences. *International Journal of Parasitology*, 1998, **28**:105–112.

49. Recommendations from a satellite meeting. *Memorias do Instituto Oswaldo Cruz*, 1999, **94**(Suppl. 1):429–432.

50. Clark CG, Pung OJ. Host specificity of ribosomal DNA variants in sylvatic *Trypanosoma cruzi* from North America. *Molecular and Biochemical Parasitology*, 1994, **66**:175–179.

51. Romanha AJ et al. Isoenzyme patterns of cultured *Trypanosoma cruzi*: changes after prolonged subculture. *Comparative Biochemical Physiology*, 1979, **62B**:139–142.

52. Fernandes O et al. Brazilian isolates of *Trypanosoma cruzi* from humans and triatomines classified into two lineages using mini-exon and ribosomal RNA sequences. *American Journal of Tropical Medicine and Hygiene*, 1998, **58**:807–811.

53. Brenière SF et al. Different behaviour of two *Trypanosoma cruzi* major clones: transmission and circulation in young Bolivian patients. *Experimental Parasitology*, 1998, **89**:285–295.

54. Zingales B et al. *Trypanosoma cruzi* genome project: biological characteristics and molecular typing of clone CL Brener. *Acta Tropica*, 1997, **68**:159–173.

55. **Hanke J et al.** Hybridization mapping of *Trypanosoma cruzi* chromosomes III and IV. *Electrophoresis,* 1998, **4**:482–485.

56. **Henriksson J et al.** Chromosome specific markers reveal conserved linkage groups in spite of extensive chromosomal size variation in *Trypanosoma cruzi. Molecular Biochemistry and Parasitology,* 1995, **73**:63–74.

57. **Di Noia JM et al.** The *Trypanosoma cruzi* mucin family is transcribed from hundreds of genes having hypervariable regions. *Journal of Biological Chemistry,* 1998, **273**:10843–10850.

58. **Lent H et al.** Addenda et corrigenda. En: Carcavallo RU et al., eds. *Atlas of Chagas' disease vectors in the Americas. Vol. 3.* Rio de Janeiro, FIOCRUZ, 1999:1183–1192.

59. **Carcavallo RU et al.** Geographical distribution and alti-latitudinal dispersion. En: Carcavallo RU et al., eds. *Atlas of Chagas' disease vectors in the Americas. Vol. 3.* Río de Janeiro, FIOCRUZ, 1999:747–792.

60. **Curto de Casas SI et al.** Bioclimatic factors and zones of life. En: Carcavallo RU et al., eds. *Atlas of Chagas' disease vectors in the Americas. Vol. 3.* Río de Janeiro, FIOCRUZ, 1999:793–838.

61. **Pereira H et al.** Comparative kinetics of bloodmeal intake by *Triatoma infestans* and *Rhodnius prolixus*, the two principal vectors of Chagas disease. *Medical and Veterinary Entomology,* 1998, **12**:84–88.

62. **Silveira AC.** Current status of vector transmission control of Chagas' disease in the Americas. En: Carcavallo RU *et al.*, eds. *Atlas of Chagas' disease vectors in the Americas. Vol. 3.* Río de Janeiro, FIOCRUZ, 1999:1160–1182.

63. **López G, Moreno J.** Genetic variability and differentiation between populations of *Rhodnius prolixus* and *R. pallescens*, vectors of Chagas disease in Colombia. *Memorias do Instituto Oswaldo Cruz,* 1995, **90**:353–357.

64. **Casini CE et al.** Morphometric differentiation evidenced between two geographic populations of *Triatoma infestans* in Uruguay. *Research and Reviews in Parasitology,* 1995, **55**:25–30.

65. **Dujardin JP et al.** Uso de marcadores genéticos en la vigilancia entomológica de la enfermedad de Chagas. En: Cassab JA, Noireau F, Guillen G, eds. *La enfermedad de Chagas en Bolivia — conocimientos científicos al inicio del programa de control (1998–2002).* La Paz, Ministerio de Salud y Bienestar Social: 157–169.

66. **Dujardin JP, Bermudez H, Schofield CJ.** The use of morphometrics in entomological surveillance of sylvatic foci of *Triatoma infestans* in Bolivia. *Acta Tropica,* 1997, **66**:145–153.

67. **Dujardin JP, Schofield CJ, Tibayrenc M.** Population structure of Andean *Triatoma infestans*: allozyme frequencies and their epidemiological relevance. *Medical and Veterinary Entomology,* 1998, **12**:20–29.

68. **Dias JCP.** Epidemiología. En: Brener Z, Andrade ZA, Barral-Netto M, eds. *Trypanosoma cruzi e doença de Chagas,* 2ª ed. Rio de Janeiro, Guanabara-Koogan, 2000:55–58.

69. **Wisnivesky-Colli C et al.** Epidemiological role of humans, dogs and cats in the transmission of *Trypanosoma cruzi* in a central area of Argentina. *Revista do Instituto de Medicina Tropical de São Paulo*, 1985, **27**:346–352.

70. **Gurtler RE et al.** Dynamics of transmission of *Trypanosoma cruzi* in a rural area of Argentina. I. The dog reservoir: an epidemiological profile. *Revista do Instituto de Medicina Tropical de São Paulo*, 1986, **28**:28–35.

71. **Schweigmann NJ et al.** Estudio de la prevalencia de la infección por *Trypanosoma cruzi* en zarigüeyas (*Didelphis albiventris*) en Santiago del Estero, Argentina. *Revista Panamericana de Salud Pública*, 1999, **6**:371–377.

72. **Moncayo A.** Progress towards interruption of transmission of Chagas disease. *Memorias do Instituto Oswaldo Cruz*, 1999, **94**(Suppl. 1):401–404.

73. **Schmunis G, Zicker F, Moncayo A.** Interruption of Chagas' disease transmission through vector elimination. *Lancet*, 1997, **348**:1171.

74. **Segura EL et al.** Decrease in the prevalence of infection by *Trypanosoma cruzi* (Chagas' disease) in young men of Argentina. *Bulletin of the Pan American Health Organization*, 1985, **19**:252–264.

75. *Reports of the Intergovernmental Commission of the Southern Cone Initiative.* Washington, DC, Pan American Health Organization, 1998–1999.

76. **Camargo M et al.** Inquérito sorológico da prevalência da infecção chagásica no Brasil, 1975–1980. *Revista do Instituto de Medicina Tropical de São Paulo*, 1984, **26**:192–204.

77. Chagas disease: interruption of transmission in Brazil. *Weekly Epidemiological Record*, 2000, **75**:153–155.

78. **Schenone H et al.** Enfermedad de Chagas en Chile. Sectores rurales y periurbanos del area endemoenzoótica. Relación entre las condiciones habitacionales, infestación triatominica domiciliar e infección por *Trypanosoma cruzi* en el vector, humanos y animales domésticos. *Boletín Chileno de Parasitología*, 1985, **40**:58–67.

79. Chagas disease: interruption of transmission in Chile. *Weekly Epidemiological Record*, 2000. **75**:10–12.

80. **Cerisola JA et al.** Chagas diease and blood transfusion. *Boletín de la Oficina Sanitaria Panamericana* 1972, **73**:203–221.

81. **Salvatella R et al.** Seroprevalencia de anticuerpos contra *Trypanosoma cruzi* en 13 departamentos del Uruguay. *Boletín de la Oficina Sanitaria Panamericana*, 1989:108–117.

82. Chagas disease: interruption of transmission in Uruguay. *Weekly Epidemiological Record*, 1998, **73**:1–4.

83. **Alzogaray R, Zerba E.** Evaluation of hyperactivity produced by pyrethroid treatment on third instar nymphs of *Triatoma infestans*. *Archives of Insect Biochemistry and Physiology*, 1997, **35**:323–333.

84. OMS protocolo de evaluación de efecto insecticida sobre triatominos. *Acta Toxicológica Argentina*, 1994, **2**:29–32.

85. **Vassena CV, Picollo MI, Zerba EN.** Insecticide resistance in Brazilian *Triatoma infestans* and Venezuelan *Rhodnius prolixus*. *Medical and Veterinary Entomology*, 2000, **14**:1–5.

86. **Silveira AC, Vinhaes M.** Elimination of vector-borne transmission of Chagas disease. *Memorias do Instituto Oswaldo Cruz*, 1999, **94**(Suppl. 1):405–411.

87. **Salvatella R et al.** Seroprevalencia de la infección por *Trypanosoma cruzi* en escolares de 6 y 12 años de edad de tres departamentos endémicos de Uruguay. *Boletín Chileno de Parasitología*, 1999, **54**:51–56.

88. **Lorca M et al.** Evaluación de los programas de erradicación de la enfermedad de Chagas en Chile mediante estudio serológico de niños menores de 10 años. *Boletín Chileno de Parasitología*, 1996, **51**:80–85.

89. Banco Mundial. *World development report 1993: investing in health.* Oxford, Oxford University Press, 1993:216–218.

90. *Informe sobre la salud en el mundo: mejorar el desempeño de los sistemas de salud.* Ginebra, Organización Mundial de la Salud, 2000.

91. **Akhavan D.** *Analysis of cost-effectiveness of the Chagas disease control programme.* Brasilia, Ministry of Health, National Health Foundation, 1997.

92. *Chagas disease: progress towards interruption of transmission in Venezuela. Weekly Epidemiological Record*, 1999, **74**:289–296.

93. **Ponce C.** Elimination of the vectorial transmission of Chagas disease in Central American countries. *Memorias do Instituto Oswaldo Cruz*, 1999, **94**(Suppl. 1):417–418.

Anexo 1
Precauciones de seguridad para el trabajo con *Trypanosoma cruzi* en el laboratorio

Todo el personal que manipule *Trypanosoma cruzi*, *in vitro* o *in vivo*, o triatominos infectados debe ser experto en materia de procedimientos generales de laboratorio; conocer las técnicas, especialmente las relacionadas con *T. cruzi*, y tener buenos conocimientos generales sobre el parásito. Inicialmente debe trabajar bajo estrecha supervisión. También se deben considerar esenciales para la seguridad de los investigadores y sus técnicos las siguientes precauciones adicionales:

1. El acceso al laboratorio, al animalario y al insectario debe estar reservado a quienes realmente trabajen con el organismo, y esas zonas deben estar claramente señalizadas.
2. Se deben instalar barreras seguras para impedir que se escapen los animales o los insectos infectados.
3. Se debe facilitar un protocolo idóneo sobre los métodos que se han de utilizar para eliminar los cadáveres de los animales e insectos infectados (por ejemplo, autoclave o incineración).
4. Se debe llevar la siguiente ropa protectora:
   — mascarilla facial
   — bata atada a la espalda
   — guantes
   — zapatos (no sandalias).
5. No pipetear nunca con la boca.
6. El instrumental y los procedimientos deben estar concebidos para reducir los riesgos (por ejemplo, se deben facilitar cajas de seguridad para los homogeneizadores, tapones para los tubos de centrifugación y cubiertas de seguridad para los subcultivos).
7. Se debe proporcionar un protocolo idóneo para la descontaminación de los instrumentos de cristal, etc. (por ejemplo, desinfectante, autoclave).
8. Se debe informar al personal de mantenimiento, al servicio de bomberos, etc., de la naturaleza del trabajo que se esté haciendo.
9. Se debe informar de la naturaleza de la labor que se lleva a cabo al personal médico de la organización, a fin de que se puedan establecer procedimientos idóneos para la supervisión de los accidentes y el tratamiento del personal afectado.
10. Se debe supervisar periódicamente (por ejemplo, cada seis meses) a todo el personal para ver si tiene anticuerpos contra *T. cruzi*.

11. En caso de que se sospeche la existencia de un accidente, se debe observar el siguiente protocolo:
    a) Limpiar la piel inmediatamente con etanol o con un desinfectante.
    b) Comunicar el accidente al personal médico que corresponda.
    c) Analizar la sangre durante los meses siguientes si sólo hay un ligero riesgo de infección.
    d) Tratar con nifurtimox o benznidazol si el riesgo de infección es grande.
    e) Si fuera obligatorio hacerlo, notificar el accidente a las autoridades de salud pública.
12. Todo el personal debe recibir una copia del protocolo sobre accidentes e instrucción adecuada sobre cómo observarlo. Es importante que el personal sea consciente de los posibles peligros para que no adopte una actitud informal. Igualmente importante es que no se les infunda temor a trabajar con el organismo.

Recomendación. Cuando se produzca un accidente confirmado, se debe iniciar inmediatamente el tratamiento con benznidazol, sin esperar a tener pruebas de la infección, y proseguirlo durante 10 días.

Anexo 2
Etiquetado de los aislados de *Trypanosoma cruzi*

De conformidad con las recomendaciones de una reunión (Panamá, 1985) organizada por el Programa Especial PNUD/Banco Mundial/OMS de Investigaciones y Enseñanzas sobre Enfermedades Tropicales acerca de la normalización de los métodos de clasificación de *T. cruzi*,[1] el código para designar los aislados debe constar de cuatro elementos, separados por barras:

1. *El tipo de animal huésped o vector en el que se haya aislado la cepa.* Se debe utilizar un código de cuatro letras, la primera de las cuales indica la clase a la que pertenece el vector (M para mamíferos e I para insectos), seguida de tres letras que indiquen el nombre genérico del huésped, o «000» si todavía no ha sido identificado. En el cuadro A2.1 figuran los códigos de letras que se deben utilizar para los géneros de mamíferos.
2. *El país en el que se hizo el aislamiento.* Se indica con el código de dos letras que se muestra en el cuadro A2.2.
3. *El año del aislamiento.* Se indica con los dos últimos dígitos, o «00» si es desconocido.
4. *La designación del laboratorio* (por ejemplo, código del laboratorio y número de serie).

En el cuadro A2.3 se enumeran las cepas de referencia de *T. cruzi*.

---

[1] *Report of a meeting on the standardization of methods for* Trypanosoma cruzi *classification.* Geneva, World Health Organization, 1985 (documento no publicado, TDR/EPICHA-TCC/85.3; se puede solicitar al Programa Especial PNUD/Banco Mundial/OMS de Investigaciones y Enseñanzas sobre Enfermedades Tropicales, Organización Mundial de la Salud, 1211 Ginebra 27, Suiza).

Cuadro A2.1
Códigos genéricos para el etiquetado de los aislados de *T. cruzi* procedentes de mamíferos[a] según el código internacional propuesto

AKO	*Akodon* (ROD)	MET	*Metachirus* (MSP)
ALO	*Alouatta* (PMT)	MIM	*Mimon* (CHT)
ANO	*Anoura* (CHT)	MIN	*Micronycteris* (CHT)
AOT	*Aotus* (PMT)	MOL	*Molossops* (CHT)
ART	*Artibeus* (CHT)	MON	*Monodelphis* (MSP)
ATE	*Ateles* (PMT)	MOR	*Mormoops* (CHT)
BAS	*Bassaricyon* (CAR)	MOS	*Molossus* (CHT)
BRA	*Bradypus* (EDE)	MUS	*Mus* (ROD)
CAA	*Capra* (ARD)	MYO	*Myotis* (CHT)
CAB	*Cabassous* (EDE)	NAS	*Nasua* (CAR)
CAI	*Carollia* (CHT)	NEC	*Nectomys* (ROD)
CAL	*Caluromys* (MSP)	NEO	*Neotoma* (ROD)
CAN	*Canis* (CAR)	NOC	*Noctilio* (CHT)
CAO	*Calomys* (ROD)	OCT	*Octodon* (ROD)
CAV	*Cavia* (ROD)	ORT	*Oryctolagus* (LGM)
CBL	*Cebuella* (PMT)	ORY	*Oryzomys* (ROD)
CEB	*Cebus* (PMT)	OXY	*Oxymycterus* (ROD)
CEM	*Cercomys* (ROD)	PER	*Peromyscus* (ROD)
CER	*Cerdocyon* (CAR)	PET	*Peroteryx* (CHT)
CHO	*Choloepus* (EDE)	PHI	*Philander* (MSP)
CHP	*Chaetophractus* (EDE)	PHS	*Phyllostomus* (CHT)
CIT	*Citellus* (ROD)	PHT	*Phyllotis* (ROD)
CLC	*Callicebus* (PMT)	POT	*Potos* (CAR)
CLX	*Callithrix* (PMT)	PRC	*Procyon* (CAR)
COE	*Coendou* (ROD)	PRO	*Proechimys* (ROD)
CON	*Conepatus* (CAR)	RAT	*Rattus* (ROD)
CUN	*Cuniculus* (ROD)	RHN	*Rhynophylla* (CHT)
DAP	*Dasyprocta* (ROD)	RHT	*Rhynchonycteris* (CHT)
DAS	*Dasypus* (ROD)	SAC	*Saccopteryx* (CHT)
DES	*Desmodus* (CHT)	SAG	*Saguinus* (PMT)
DIA	*Diaemus* (CHT)	SAI	*Saimiri* (PMT)
DID	*Didelphis* (MSP)	SCI	*Sciurus* (ROD)
DPM	*Diplomys* (ROD)	SIG	*Sigmodon* (ROD)
DUS	*Dusicyon* (CAR)	STU	*Sturnira* (CHT)
ECH	*Echimys* (ROD)	SUS	*Sus* (ARD)
EIR	*Eira* (CAR)	SYL	*Sylvilagus* (LGM)
EPT	*Eptesicus* (CHT)	TAD	*Tadarida* (CHT)
EUM	*Eumops* (CHT)	TAM	*Tamandua* (EDE)
EUP	*Euphractus* (EDE)	THO	*Thomasomys* (ROD)
FEL	*Felis* (CAR)	TOL	*Tolypeutes* (EDE)
GAL	*Galea* (ROD)	TRA	*Trachops* (CHT)
GAT	*Galictis* (CAR)	TYL	*Tylomys* (ROD)
GLO	*Glossophaga* (CHT)	URD	*Uroderma* (CHT)
HET	*Heteromys* (ROD)	URO	*Urocyon* (CAR)
HIS	*Histiotus* (CHT)	VAM	*Vampyrodes* (CHT)
HOM	*Homo* (PMT)	VAP	*Vampyrops* (CHT)

Cuadro A2.1 (*continued*)
Códigos genéricos para el etiquetado de los aislados de *T. cruzi* procedentes de mamíferos[a] según el código internacional propuesto

LAS	*Lasiurus* (CHT)	VAR	*Vampyrum* (CHT)
LUT	*Lutreolina* (MSP)	WIE	*Wiedomys* (ROD)
MAR	*Marmosa* (MSP)	ZAE	*Zaedyus* (EDE)
MEP	*Mephitis* (CAR)	ZYG	*Zygodontomys* (ROD)

[a] ARD = *Artiodactyla*; CAR = *Carnivora*; CHT = *Chiroptera*; EDE = *Edentata*; LGM = *Lagomorpha*; MSP = *Marsupialia*; PMT = *Primates*; ROD = *Rodentia*.

Cuadro A2.2
Designación de países o territorios endémicos según los códigos de la Organización Internacional de Normalización (ISO)

Argentina	AR	Guyana	GY
Bahamas	BS	Guayana Francesa	GF
Barbados	BB	Honduras	HN
Brasil	BR	México	MX
Bolivia	BO	Nicaragua	NI
Chile	CL	Panamá	PA
Colombia	CO	Paraguay	PY
Costa Rica	CR	Perú	PE
El Salvador	SV	Surinam	SR
Ecuador	EC	Uruguay	UY
Guatemala	GT	Venezuela	VE

Cuadro A2.3
Cepas de referencia de *T. cruzi*

MHOM/PE/00/Perú	MHOM/BR/82/Dm-28c[a]
MHOM/BR/00/12-SF	MHOM/BR/78?/Sylvio-X10-CL1[a]
MHOM/CO/00/Colombia	MHOM/BR/78/Sylvio-X10-CL4[a]
MHOM/BR/00/Y	MHOM/BR/77/Esmeraldo-CL3[a]
MHOM/CL/00/Tulahuen	MHOM/BR/68/CAN-III-CL1[a]
MHOM/AR/74/CA-1[a]	MHOM/BR/68/CAN-III-CL2[a]
MHOM/AR/74/CA-1-72[a]	MHOM/BO/80/CNT-92:80-CL1[a]
MHOM/AR/00/CA-1-78[a]	IINF/BO/Sc43-CL1[a]
MHOM/AR/00/Miranda-83[a]	IINF/PY/81/P63-CL[a]
MHOM/AR/00/Miranda-88[a]	MHOM/AR/78/RA (cepa de escasa virulencia)

[a] Derivadas de poblaciones clonales.

Los datos mínimos que se deben adjuntar a un aislamiento enviado para su identificación son:

1. Huésped
   a) Nombre científico
   b) Forma clínica
   c) Órgano o tejido
2. Origen geográfico
   a) País
   b) Estado
   c) Localidad
   d) Coordenadas geográficas
3. Fecha de aislamiento
   Día/Mes/Año
4. Nombre del laboratorio
   Nombre (e iniciales) del investigador
5. Número de laboratorio del aislado
6. Modo de conservación
7. Métodos de identificación utilizados
   a) Método(s)
   b) Resultado(s)
8. Otras observaciones

Anexo 3
Lista de animales silvestres, domésticos o peridomésticos que son huéspedes reservorios de *Trypanosoma cruzi*, y países en los que se han visto infectados[1,2]

I. Mamíferos salvajes

Orden MARSUPIALIA

Familia DIDELPHIDAE

Caluromys derbianus, Costa Rica, Panamá.

Caluromys lanatus, Brasil (Minas Gerais), Venezuela.

Caluromys philander, Guayana Francesa, Venezuela.

Didelphis albiventris (= *D. paraguayensis*; = *D. azarae*), Argentina, Bolivia, Brasil (Ceará, Minas Gerais, São Paulo, Santa Catarina), Uruguay.

Didelphis marsupialis, Brasil, Colombia, Costa Rica, Ecuador, Guayana Francesa, Guatemala, Honduras, México, Panamá, EE.UU., Venezuela.

Lutreolina crassicaudata, Argentina, Brasil (São Paulo).

Marmosa agilis, Brasil.

Marmosa alstoni, Costa Rica.

Marmosa elegans, Argentina, Brasil.

Marmosa microtarsus, Brasil.

Marmosa murina, Colombia.

Marmosa pusilla, Argentina.

Marmosa robinsoni, Venezuela.

Metachirus nudicaudatus, Brasil.

Monodelphis brevicaudata, Venezuela.

Monodelphis domestica, Brasil.

Philander opossum, Brasil, Colombia, Costa Rica, Panamá.

Orden EDENTATA

Familia MYRMECOPHAGIDAE

Tamandua tetradactyla, Brasil, Colombia, Panamá, Venezuela.

Familia BRADYPODIDAE

Bradypus infuscatus, Colombia, Panamá.

Choloepus hoffmanni, Panamá.

Familia DASYPODIDAE

Cabassous tatouay, Argentina.

Cabassous unicinctus, Argentina, Brasil, Guayana Francesa, Venezuela.

Chaetophractus vellerosus, Argentina.

Chaetophractus villosus, Argentina.

Dasypus hybridus, Uruguay.

Dasypus kapleri, Colombia, Venezuela.

Dasypus novemcinctus, Argentina, Brasil, Colombia, Costa Rica, Guayana Francesa, Guatemala, México, EE.UU., Uruguay, Venezuela.

Euphractus sexcinctus, Brasil, Venezuela.

Tolypeutes matacus, Argentina.

Zaedyus pichiy, Argentina.

Orden CHIROPTERA

Familia EMBALLONURIDAE

Peroteryx macrotis, Colombia.

Rhynchonycteris naso, Colombia.

Saccopteryx bilineata, Colombia, Venezuela.

---

[1] En algunas especies *T. cruzi* no se ha identificado formalmente.
[2] Siguiendo en gran medida la sistemática correspondiente a los mamíferos de Centroamérica y Sudamérica de Cabrera A. Catálogo de los mamíferos de América del Sur. *Revista del Museo Argentino de Ciencias Naturales "Bernadino Rivadavia"*..., 4:1–732 (1957–61); y en el caso de los mamíferos de Norteamérica, la de Hall ER, Kelson KR. *The mammals of North America*. New York, Ronald, 1959 (revisada por Hall en 1981).

Familia Noctilionidae
Noctilio albiventris, Brasil, Colombia.
Noctilio leporinus, Colombia.
Familia Phyllostomidae
Anoura caudifera, Brasil.
Artibeus jamaicensis, Brasil.
Artibeus lituratus, Colombia, Guayana Francesa, Venezuela.
Carollia castanea, Colombia.
Carollia perspicillata, Brasil, Colombia, Panamá, Venezuela.
Carollia subrufa, Colombia.
Carollia villosum, Colombia.
Glossophaga soricina, Brasil, Colombia, Panamá.
Micronycteris branchyotis, Colombia.
Micronycteris minuta, Colombia.
Mimon bennettii, Colombia.
Mormoops megalophylla, Colombia.
Phyllostomus discolor, Colombia.
Phyllostomus elongatus, Brasil, Venezuela.
Phyllostomus hastatus, Argentina, Colombia, Guayana Francesa, Panamá, Venezuela.
Rhinophylla pumilio, Colombia.
Sturnira lilium, Colombia.
Sturnira tildae, Colombia.
Trachops cirrhosus, Brasil.
Uroderma bilobatum, Colombia, Panamá.
Vampyrodes caraccioloi, Colombia.
Vampyrops helleri, Colombia.
Vampyrum spectrum, Colombia.
Familia Desmodontidae
Desmodus rotundus, Brasil, Colombia, Panamá, Venezuela.
Diaemus youngi, Colombia.
Familia Vespertilionidae
Eptesicus brasiliensis, Argentina, Brasil.
Eptesicus furinalis, Argentina.
Histiotus montanus, Argentina.
Lasiurus borealis, Argentina.
Lasiurus cinereus, Brasil.
Lasiurus ega, Brasil.
Myotis nigricans, Colombia.
Familia Molossidae
Eumops auripendulus, Brasil.
Eumops bonariensis, Argentina.
Eumops glaucinus, Brasil.
Eumops perotis, Brasil.
Eumops trumbulli, Colombia.
Molossops temminckii, Colombia.
Molossus bondae, Colombia.
Molossus molossus, Brasil, Colombia, Venezuela.
Tadarida laticaudata, Brasil.
Orden CARNIVORA
Familia Canidae
Cerdocyon thous, Argentina, Brasil, Uruguay.
Dusicyon culpaeus, Argentina, Chile.
Dusicyon griseus, Argentina, Chile.
Dusicyon vetulus, Brasil.
Urocyon cinereoargenteus, EE.UU.
Familia Procyonidae
Bassaricyon gabbii, Panamá.
Nasua nasua, Argentina, Brasil.
Nasua narica, Belice, Costa Rica, Panamá.
Potos flavus, Panamá.
Procyon cancrivorus, Brasil, Venezuela.
Procyon lotor, Costa Rica, Guatemala, EE.UU.
Familia Mustelidae
Conepatus semistriatus, Costa Rica.
Conepatus chinga suffocans, Uruguay.
Eira barbara, Argentina, Brasil, Colombia.
Galictis cuja, Argentina, Brasil.
Galictis vittata, Brasil.
Mephitis mephitis, EE.UU.
Familia Felidae
Felis yaguaroundi, Argentina.
Orden LAGOMORPHA
Familia Leporidae

Sylvilagus floridanus
Sylvilagus orinoci
Orden RODENTIA
Familia SCIURIDAE
Citellus leucurus, EE.UU.
Sciurus aestuans, Brasil, Venezuela.
Sciurus granatensis, Panamá, Venezuela.
Sciurus ignitus, Argentina.
Sciurus igniventris, Colombia.
Familia HETEROMYIDAE
Heteromys anomalus, Venezuela.
Familia CRICETIDAE
Akodon arviculoides, Brasil.
Akodon lasiotis, Brasil.
Akodon nigritus, Brasil.
Calomys expulsus, Brasil.
Calomys laucha, Argentina.
Calomys toner, Brasil.
Nectomys squamipes, Brasil.
Neotoma albigula, EE.UU.
Neotoma fuscipes, EE.UU.
Neotoma micropus, EE.UU.
Oryzomys capito, Brasil.
Oryzomys concolor, Venezuela.
Oryzomys nigripes, Brasil.
Oryzomys subflavus, Brasil.
Oxymycterus hispidus, Brasil.
Peromyscus boylii, EE.UU.
Peromyscus truei, EE.UU.
Phyllotis griseoflavus, Argentina.
Sigmodon hispidus, Colombia, El Salvador.
Thomasomys dorsalis, Brasil.
Tylomys panamensis, Panamá.
Wiedomys pirrhorhinus, Brasil.
Zygodontomys lasiurus, Brasil.
Familia OCTODONTIDAE
Octodon degus, Chile.
Familia ECHIMYIDAE
Cercomys cunicularius, Brasil.
Diplomys labilis, Panamá.

Echimys semivillosus, Venezuela.
Proechimys guayanensis, Colombia.
Proechimys semispinosus, Panamá, Venezuela.
Familia CAVIIDAE
Cavia sp., Brasil.
Cavia aperea, Brasil.
Galea spixii, Brasil.
Familia DASYPROCTIDAE
Dasyprocta aguti, Brasil, Venezuela.
Dasyprocta azarae, Brasil.
Dasyprocta fuliginosa, Colombia.
Dasyprocta punctata, Ecuador, Panamá.
Familia AGOUTIDAE
Cuniculus paca, Venezuela.
Familia ERETHIZONTIDAE
Coendou insidiosus, Brasil.
Coendou mexicanus, Costa Rica.
Coendou prehensilis, Venezuela.
Coendou rothschildi, Colombia.
Coendou vestitus, Venezuela.

Orden PRIMATES
Familia CEBIDAE
Alouatta caraya, Brasil.
Alouatta senicula, Colombia, Venezuela.
Aotus trivirgatus, Panamá.
Ateles belzebuth, Colombia.
Ateles fuscipes, Panamá.
Ateles geoffroyi, Colombia.
Callicebus nigrifrons, Brasil.
Callicebus ornatus, Colombia.
Cebus albifrons, Colombia.
Cebus apella, Brasil, Colombia, Guayana Francesa, Venezuela.
Cebus capucinus, Colombia, Panamá, Venezuela.
Saimiri oerstedii, Panamá.
Saimiri sciureus, Brasil, Colombia, Panamá, Perú.
Familia CALLITHRICIDAE
Callithrix argentata, Brasil.

Callithrix geoffroyi, Brasil.
Callithrix jacchus, Brasil.
Callithrix penicillata, Brasil.
Cebuella pygmaea, Colombia.

Saguinus geoffroyi, Panamá.
Saguinus leucopus, Colombia.
Saguinus nigricollis, Colombia.

II. Mamíferos domésticos y peridomésticos

Canis familiaris
Capra hyrcus
Cavia porcellus
Felis domesticus
Mus musculus

Oryctolagus cuniculus
Rattus norvegicus
Rattus rattus
Sus scrofa

www.ingramcontent.com/pod-product-compliance
Lightning Source LLC
Chambersburg PA
CBHW081159020426
42333CB00020B/2567